ET SI
JE RÉPONDAIS
DU TAC AU TAC !

Groupe Eyrolles
61, bd Saint-Germain
75240 Paris Cedex 05

www.editions-eyrolles.com

La collection est dirigée par Stéphanie Brouard

https://etsimodedemploi.wordpress.com

Création de maquette : Hung Ho Thanh www.hungbook.com

Illustrations réalisées par Valérie Leblanc

Cet ouvrage a fait l'objet d'un reconditionnement à l'occasion de son deuxième tirage
(nouvelle couverture et nouvelle maquette intérieure).
Le texte reste inchangé par rapport au tirage précédent.

© Groupe Eyrolles, 2014 (pour le texte de la présente édition)
© Groupe Eyrolles, 2016 (pour la nouvelle présentation)
ISBN : 978-2-212-56409-9

BRUNO ADLER
STÉPHANE KRIEF

ET SI
JE RÉPONDAIS
DU TAC AU TAC !

Les secrets de la repartie

Deuxième tirage 2016

EYROLLES

SOMMAIRE

Chapitre 1

COMMENT AVOIR LE SENS DE LA RÉPLIQUE ?

Chapitre 2

LE GUERRIER SANS PEUR

Chapitre 3

LE JOUEUR IMPERTINENT

Chapitre 4

LE CRÉATIF INSPIRÉ

Chapitre 5

RECUEIL DE RÉPLIQUES CLÉS

INTRODUCTION

Répondre du tac au tac peut être une arme puissante de séduction et de pouvoir. C'est d'ailleurs une expression qui vient du monde de l'escrime, où « riposter du tac au tac » signifie « riposter immédiatement à un assaut », le « tac » désignant le bruit des fers qui s'entrechoquent.

Certaines personnes sont passées « maîtres » dans cette discipline du bon mot. Leur truc : de l'audace, du calme et un fort soupçon d'ego. Ce qui exige nécessairement une certaine confiance en soi face aux situations improvisées. Contrairement à certaines croyances, la confiance comme le charisme s'acquièrent progressivement, comme toute discipline artistique ou sportive. Avec quelques exercices pratiques et des mises en situation, vous remporterez rapidement des parties, des matchs, et même des médailles... Mais aussi quelques bronzes[1]. Cela fait partie du processus d'apprentissage, qui peut parfois se révéler inconfortable.

L'avantage des outils et des pistes de réflexion que nous vous proposons dans ce livre, c'est qu'ils vous permettront d'obtenir des résultats immédiats. À votre rythme, mais en pratiquant un minimum l'art de la repartie, vous pourrez intégrer de façon naturelle ces nouveaux modes de pensée et entrer dans une dynamique de changement. Et ainsi vous positionner dans le « face-à-face » et redresser la barre, même dans une situation où vous ne vous sentez pas à l'aise.

---

1. Emprunté d'une expression d'argot « couler un bronze », déféquer.

Ces outils, que nous utilisons toute l'année, sont des « ficelles » provenant de nos différentes expériences d'animateur, de coach en communication et en développement personnel, mais également de comédien, de réalisateur ou de scénariste.

Pour répliquer aux remarques désobligeantes, à l'humour pinçant et à l'acidité ironique que votre estomac digère difficilement, nous avons eu l'honneur d'interviewer des spécialistes qui ont une certaine expérience dans ce domaine. C'est ainsi que nous vous ferons part de conseils et d'anecdotes de Laurent Baffie ou Jacques Séguéla, qui ont accepté de se prêter spontanément au jeu et que nous remercions chaleureusement. Nous vous proposons ici de puiser les principes et les formules qui vous permettront de vous positionner dans un premier temps, puis de rétorquer du tac au tac après entraînement chaque fois que vous en aurez le désir et, espérons-le, le besoin.

Parmi les attitudes possibles, nous avons choisi de regrouper et de clarifier ces postures selon trois modes :

• le guerrier sans peur ;

• le joueur impertinent ;

• le créatif inspiré.

Mais au préalable, avant d'explorer les principes de base utiles pour endosser ces trois rôles, nous vous proposons d'envisager la lecture du premier chapitre, qui est le point de départ. À l'issue de cette lecture, nous vous invitons à poser le livre quelque temps pour le reprendre plus tard, lorsque vous souhaiterez expérimenter les exercices proposés qui vous tentent, en évitant ainsi de trop intellectualiser.

Pour rédiger ce guide, nous avons surmonté héroïquement les épreuves physiques, psychologiques, émotionnelles et capillaires que provoque l'écriture à quatre mains, sans que nous puissions identifier, au bout du compte, d'où vient telle réflexion ou telle partie écrite. Aussi, pour raccourcir la distance avec vous, lecteur, et faire la lumière sur ce sujet passionnant, avons-nous opté pour la rédaction au « je », direct et intime, en reniant le « nous ».

CHAPITRE 1

COMMENT AVOIR LE SENS DE LA RÉPLIQUE ?

Ce chapitre constitue le socle qui vous permettra d'adopter une repartie appropriée aux différentes situations. Vous y trouverez des points-clés pour oser vous lancer dans l'application des techniques que nous vous proposerons dans les chapitres suivants. Pour se plaire à répondre du tac au tac, il faut comprendre, puis développer, un vrai sens de la réplique.

C'est dix minutes avant l'embarquement, pour les noces de mon mariage dans le Sud, que je croise Jacques Séguéla à l'aéroport de Roissy, attablé avec sa femme pour un déjeuner rapide. Malgré la tension d'un départ imminent pour rejoindre mes invités, encouragé par l'enthousiasme de ma femme, je l'aborde pour lui demander s'il accepterait une interview pour ce livre. J'ai beau écrire un livre sur le sens de la réplique, je suis à ce moment-là ridiculement tendu, et mon interlocuteur ne m'accueille pas les bras ouverts. Il faut dire que je le dérange dans un moment de tranquillité. Alors que je ne suis pas en train de jouer ma vie et que j'ai fait timidement ma demande d'interview, Jacques Séguéla me dit, inquiet : « Mais vous voulez le faire maintenant ? » Je réponds sans calculer, mais dans l'énergie d'un départ pour faire la fête : « Non, désolé, je ne peux pas car je vais me marier. » Cette réponse spontanée fait sourire sa femme, ce qui me détend et me donne suffisamment d'aplomb pour recueillir les coordonnées de son mari, que je joindrai à mon retour. D'ailleurs, un mois plus tard, au moment de l'interview, il se montrera très accueillant.

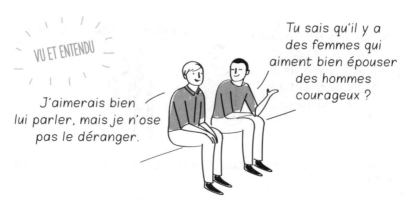

VU ET ENTENDU

J'aimerais bien lui parler, mais je n'ose pas le déranger.

Tu sais qu'il y a des femmes qui aiment bien épouser des hommes courageux ?

LES CLÉS POUR CHANGER

« Avoir le sens de la réplique » : cette expression exaltante, tant répétée, sous-entend une capacité particulière. Elle suppose que ceux qui en sont dotés peuvent maîtriser un échange avec un tiers, ou même une assemblée, sans coup férir. Elle peut nous laisser croire que les heureux élus possèdent un don tellement exceptionnel que nous, pauvres mortels, ne saurions accéder au sacré Graal. Laissez-moi vous convaincre, dans cet ouvrage, qu'il est accessible, dès l'instant où vous décidez, non pas d'« avoir » le sens de la réplique, mais d'« être » capable de dépasser vos appréhensions et votre manque de confiance. Pour aboutir à une parfaite maîtrise, il peut être plus rapide d'avoir ce que l'on appelle l'« esprit vif », mais pour tous il est surtout nécessaire de s'entraîner.

Ainsi, je vous propose de vous comparer à vous-même sans chercher à atteindre instantanément et d'un seul bond le niveau des personnes que vous admirez. La comparaison avec quelqu'un de bien plus habile que soi engendre le plus souvent un sentiment d'impuissance qui nous empêche de nous dépasser.

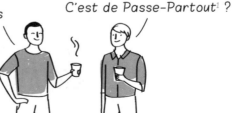

Si les séquoias géants avaient l'esprit d'un homme, ils ne dépasseraient pas 10 mètres.

C'est de Passe-Partout[1] ?

---

1. Personnage de petite taille chargé d'apporter des clés dans le jeu télévisé *Fort Boyard*.

■ S'affirmer par nécessité ou par plaisir

Vous désirez vous positionner fermement vis-à-vis d'un contradicteur ou rabattre le caquet d'un importun ? Vous aimeriez participer brillamment à de joyeux échanges ? Vous aspirez à développer à plusieurs une idée ou une œuvre ? Dans chacune de ces situations, vous aurez bénéfice à employer la même aptitude. Selon les cas, vous l'habillerez pour vous donner la capacité de COMBATTRE, de JOUER ou de CRÉER.

L'aplomb du menteur

C'est avec mon professeur de théâtre, Franck Victor[2], que j'ai appris à jouer avec de l'aplomb. J'ai eu la chance de jouer Octave dans *99 francs* de Frédéric Beigbeder[3], personnage haut en couleur s'exprimant avec un discours décalé. Même pour énoncer des énormités, je devais être sûr de moi car Octave croit réellement à ce qu'il dit et ce qu'il vit. Mon rôle était alors d'être affirmé et franc. Ce qui comptait sur scène, c'était que mon personnage, même dans le mensonge, croie profondément en ce qu'il exprime, dans la forme, la posture, la voix et le ton.

> *« La télévision est faite pour ceux qui, n'ayant rien à dire, tiennent absolument à le faire savoir. »*
>
> **Pierre Dac**

2. Professeur d'art dramatique du cours Florent, cours Victor, acteur, comédien et coach d'acteurs.
3. Frédéric Beigbeder, *99 francs*, Grasset & Fasquelle, 2000.

L'aplomb de l'idiot : « Allô quoi ! »

Je vous recommande d'aller voir sur Internet les vidéos de Nabilla[4] dans l'émission *Les Anges de la téléréalité*[5], qualifiée de « brune en plastique décérébrée » par un journaliste, laquelle a la faculté de présenter sa vision des choses comme une réalité évidente et universelle. En analysant sa posture et sa communication non verbale, en contradiction avec son éloquence, vous remarquerez que son attitude et son aplomb pèsent plus que la « richesse » des mots de son discours. Ce qui rend le personnage fascinant.

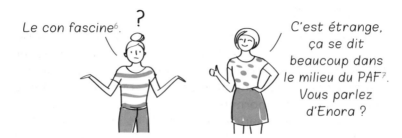

Le con fascine[6].

C'est étrange, ça se dit beaucoup dans le milieu du PAF[7]. *Vous parlez d'Enora ?*

L'aplomb du juste

Lorsque vous aurez besoin de vous affirmer pour de bonnes raisons, dites-vous bien que si le menteur ou l'idiot y parviennent, cela doit être à votre portée.

Vous pouvez, par exemple, commencer par apprendre à dire « non », l'un des premiers mots que nous apprenons enfant en même temps que la frustration. Vous le ferez pourtant sans craindre de heurter vos interlocuteurs avec un

---

4. Nabilla Benattia, participante de programmes de téléréalité.
5. Émission de téléréalité française, diffusée sur NRJ 12 depuis janvier 2011.
6. Inspiré du roman *L'Idiot* de l'écrivain russe Fiodor Dostoïevski, 1869.
7. Paysage audiovisuel français.

« NOOOOOOOOOON » ferme, sans tourner autour du pot avec un « Oui, mais... », et surtout sans céder au « Bon, d'accord » de soumission. Je vous propose la formule magique suivante, que j'utilise régulièrement et que mes clients ont apprécié pouvoir employer aussi pour sortir de situations conflictuelles non maîtrisées.

EXERCICE

Savoir dire « non »

Utiliser le trinôme gagnant : « NON..., PARCE QUE... MAIS... »

Sur le fond, j'associe :

- le **« non »**, qui donne clairement mon positionnement ;
- au **« parce que »**, qui explique mon positionnement en indiquant qu'il ne s'agit pas d'une intention contre l'autre ;
- et au **« mais »**, qui permet de rebondir sur une proposition, plutôt que d'afficher un refus.

Sur la forme, mon ton est objectif et ouvert. Je dis « non » à la demande, pas à la personne ; il s'agit d'un « non » rationnel, et surtout pas d'un « non » émotionnel.

Par exemple : « Non, je ne pourrai pas t'aider demain sur ce dossier parce que je suis en intervention toute la journée à l'extérieur, mais tu peux m'envoyer tes éléments que j'examinerai d'ici la fin de la semaine, ou je te propose de prendre rendez-vous la semaine prochaine pour que nous puissions voir ensemble. »

Ou : « Non, je ne suis pas en mesure de travailler sur ce sujet cette semaine parce que je suis déjà chargé sur des thèmes tout aussi prioritaires, mais tu peux demander à Laurent qui est moins chargé en ce moment. »

À vous de jouer !

◼ Trouver le bon mot au bon moment

L'un des principaux écueils à franchir est le temps de réponse. Il vous est certainement arrivé, après une attaque ou une simple plaisanterie à laquelle vous n'avez pas su répondre, de vous dire : « J'aurais dû dire cela » et de ruminer toutes les répliques affûtées que vous auriez pu lancer. Mais sous l'emprise d'une paralysante inhibition, vous avez laissé passer le temps de réponse, sans laisser s'exprimer votre créativité.

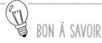

BON À SAVOIR

Repartie : ce qui nous vient à l'esprit quand notre interlocuteur est (re)parti.

En regardant de vifs échanges dans un film, nous avons l'illusion que les protagonistes sont particulièrement doués, car lorsque c'est bien joué, nous oublions qu'il s'agit d'écriture réfléchie sans pression d'immédiateté.

« Le monde est irréel, sauf quand il est chiant. »
Frédéric Beigbeder

Dans la vraie vie, il est rare de trouver de tels délictueux échanges. Ce qui permet à l'habile bretteur de répondre immédiatement, c'est le plus souvent sa capacité à retrouver la réplique appropriée ou décalée dans son recueil de phrases d'estocade.

CONSEIL 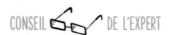 DE L'EXPERT

Placer des phrases passe-partout

L'expression favorite de Zoé, une joyeuse animatrice, est son fameux « ou pas » qu'elle pose volontiers en rebond des affirmations rapides de ses stagiaires, toujours accompagné d'un petit sourire en coin invitant gentiment l'autre à réviser la véracité de son intervention.

Vous trouverez dans le chapitre 5 des phrases passe-partout à mémoriser et à placer facilement. Choisissez celles qui vous plaisent et recourez-y chaque fois que cela vous sera possible, sans oublier de les accompagner de la bonne humeur du joueur si vous ne voulez pas froisser vos interlocuteurs.

Pour transformer vos séances de « ruminage post-inhibition » en « créativité retour sur expérience », notez dans votre propre recueil les meilleures phrases qui vous viennent à l'esprit à la suite d'une altercation où vous n'avez trouvé la réponse qu'après coup.

 À NOTER

Remarque de Laurent Baffie[8] : « Il faut oser ouvrir ta gueule et mettre les pieds dans le plat. Il y a plein de gens qui auraient une très bonne repartie, mais qui n'osent pas. »

---

8. Laurent Baffie est un auteur, acteur, animateur de radio et de télévision, metteur en scène de théâtre et réalisateur.

Repérer la bonne phrase est un premier pas, oser la prononcer en est un autre, qui se révèle tout aussi difficile à franchir. Le chemin de la tête à la bouche peut parfois paraître bien long. Aussi vous faudra-t-il dépasser ces obstacles qui peuvent vous freiner pour vous exprimer au bon moment.

EXERCICE

De l'Écho de Meisner[9]
(travailler en binôme sur la vitesse)

Le but de cet exercice est d'apprendre à dire sans réfléchir, en se déconnectant du mental. Il s'agit de créer une connexion dans la vitesse, mais sans précipitation.

1. Se positionner face-à-face.

2. Fermer les yeux.

3. L'un des partenaires ouvre les yeux et dit très rapidement ce qu'il voit de l'autre.

4. L'autre ouvre les yeux à son tour et répète ce qui lui a été dit tel quel en écho.

5. Puis les partenaires se répètent alternativement la même chose une vingtaine de fois jusqu'à ce qu'ils sentent une connexion émotionnelle (cela peut être de la joie, de l'agacement...).

Surtout, n'anticipez pas ce que vous allez dire ou voir, et raccourcissez au minimum le délai entre l'observation et l'expression sans empiéter sur la parole de l'autre. C'est un très bon entraînement pour oser sortir du contrôle et donner plus de place au laisser-aller.

.../...

9. Sanford Meisner (1905-1997) est un acteur et professeur de théâtre américain qui a développé de nombreuses méthodes destinées à augmenter la capacité de l'acteur à paraître convaincant et crédible.

…/…

Exemple : je suis face à Bruno, je ferme les yeux et, quand je les rouvre, je dis la première chose que je vois : « Cheveux. » (Oui, j'ai un sens très prononcé de l'observation.) À son tour, Bruno répète ce qu'il entend, « cheveux », le plus rapidement possible comme une partie de ping-pong verbale, que je répète ensuite à mon tour, etc. C'est un jeu d'écho qui peut être amusant et qui permet de créer un contact avec l'autre tout en shuntant l'intellect.

> « Ne confonds pas vitesse et précipitation. »
> **Simon Barouk, mon grand-père**

■ Je suis timide, mais je me soigne

> « Cette apostrophe me déconcerte et me réduit
> au silence, parce que l'homme sensible, comme
> moi, tout entier à ce qu'on lui objecte, perd la tête
> et ne se retrouve qu'au bas de l'escalier. »
> **Denis Diderot**

Pour prendre de l'assurance dans vos premiers essais, il vous suffira de commencer par vous exercer à cet art à l'occasion de situations faciles avec des amis bienveillants, ou bien des anonymes. Il faudra en même temps mettre de côté votre « ego » pour apprécier vos petites victoires et rebondir sur vos échecs. Dans cette perspective, prenez conscience que vos inhibitions ne proviennent pas des autres, mais bien de votre pire ennemi : vous-même.

Après avoir utilisé les phrases passe-partout, fort de vos premiers succès vous pourrez tenter des phrases mémorisées plus spécifiques, et votre capacité se développant vous pourrez ensuite oser des phrases de votre propre cru.

EXERCICE

Passer l'écrit avant l'oral

Une manière de s'entraîner sans craindre d'avoir la voix tremblante est de placer des phrases « rebond » à l'écrit.

Le mur Facebook, par exemple, est un bon moyen pour tester les réactions des lecteurs. Vous pouvez retirer rapidement les phrases qui ne vous conviennent pas après réflexion, ou tout simplement parce qu'elles n'obtiennent aucun « j'aime », hors le soutien désespéré mais inconditionnel de votre famille proche. Pour annuler une phrase, cliquez sur la petite croix qui apparaît lorsque vous glissez la souris à droite de la première ligne.

L'entraînement à l'écrit vous permettra d'aiguiser vos capacités à formuler. Vous pourrez ensuite travailler la voix et la posture pour accompagner vos piques de l'assurance qui va bien.

« Écrire, c'est une façon de parler sans être interrompu. »

Jules Renard

Je recueille souvent, dans l'exercice du coaching ou à l'occasion de formations en développement personnel, les confidences de personnes s'exprimant avec aisance qui avouent être timides. Paradoxalement, bon nombre d'humoristes se disent aussi excessivement timides, ce qui ne les empêche pas, bien au contraire, de répliquer avec une facilité déconcertante aux arrogants animateurs d'émission radio ou télé. L'humour est aussi une bonne façon de ne pas se révéler ou de masquer une gêne qui s'installe. Une cliente bienveillante à qui je répondais souvent avec légèreté après qu'elle m'avait complimenté sur mon travail, me dit un jour : « C'est curieux, chaque fois que l'on te fait un compliment, tu réponds par une pirouette. »

« Oui, moi aussi je suis timide, mais je me soigne. »
Bruno Adler

CONSEIL 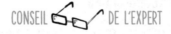 DE L'EXPERT

Utiliser le « je », plutôt que le « tu » ou le « on »

Osez vous affirmer en prenant la responsabilité de vos propos. En utilisant le « je », que ce soit « je pense », « je veux », « je sais » ou « mon expérience ». Mes stagiaires me rétorquent souvent que cela leur donne l'impression de se vanter. Je leur réponds que s'affirmer n'est pas la même chose que se mettre en avant, la nuance est dans le « moi je ».

Par exemple, dire : « Je ne vois pas comment cette stratégie va fonctionner » est un positionnement personnel qui reste ouvert et se veut plus impliquant que « On sait bien que ça ne marchera pas », qui n'est qu'une proposition subjective aisément démontable.

Si parler au « je » peut paraître prétentieux, parler au « tu » ou au « on » est une forme courante de déresponsabilisation des propos tenus ; l'auteur semble exprimer une vérité universelle, qu'il est peut-être le seul à penser. Un adversaire pourrait y opposer une question piège du type : « Où est-ce écrit, cela ? », « D'où tiens-tu cette vérité ? » (Profitez-en pour noter ces deux répliques ; elles sont très utiles pour casser une affirmation non justifiée.)

■ Les postures recherchées

Il n'existe pas de recette miracle pour devenir un champion de la repartie. C'est par la pratique que vous vous surprendrez à réussir avec plus de facilité que vous ne pouvez l'imaginer. Pour gagner en efficacité et en aisance en société, vous aurez à mobiliser votre imagination, votre spontanéité, votre authenticité et votre créativité. Parallèlement à cela, vous aurez besoin de travailler votre posture par une meilleure maîtrise de votre voix, de votre respiration et de votre corps. C'est une aventure dans laquelle la relation à l'autre est fondamentale, qui aboutit même à la redécouverte de soi et de ses capacités face aux autres.

La rhétorique

Vous pouvez vous entraîner selon les principes anciens de la rhétorique, toujours usités, ne serait-ce que par les hommes politiques ou les avocats lors de leur plaidoirie.

BON À SAVOIR

S'entraîner à l'art de la rhétorique

Ethos (Cicéron). C'est la prestance, l'éthique et la réputation de l'orateur destinées à produire une impression favorable sur son public.

Comment établissons-nous le contact avec un interlocuteur ou un groupe ?

Pathos (mis en avant par Platon). C'est l'émotion, la séduction, le toucher, l'empathie entre l'argumentateur et sa cible.

Comment nous connectons-nous émotionnellement à notre ou nos interlocuteurs ?

Logos (théorisé par Aristote et Démosthène). C'est le discours rationnel, logique et argumenté, apte à persuader.

Comment suscitons-nous l'intérêt de notre interlocuteur ?

Attirer la bienveillance

Cicéron, avocat romain devenu homme d'État formé à l'art de la rhétorique par les Grecs et les Romains, devint le maître de la rhétorique latine, un procédé d'argumentation qui consiste à s'accorder la bienveillance des auditeurs. Il fut même appelé « père de la patrie » après avoir sauvé la république romaine de l'intrigant Catilina en arrivant, par ses illustres discours, à pousser son ennemi à la faute et à le faire quitter la noble tribune.

*« Que les armes le cèdent à la toge,
et les lauriers à l'éloquence ! »*

Cicéron

Caton l'Ancien (qui voulut chasser les maîtres grecs venus enseigner la rhétorique à de jeunes Romains) dit à son fils : *« Possède ton sujet, et les mots suivront. »* Il était partisan d'aller droit au but et prônait une science de la rhétorique tel un procédé destiné à instruire, plaire et émouvoir.

CONSEIL 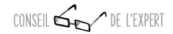 DE L'EXPERT

**Maîtriser les cinq canons
de la rhétorique classique
(selon Quintilien)**

- *Inventio :* l'invention, les grandes lignes du raisonnement.

- *Dispositio :* la composition (destinée à obtenir la bienveillance).

- *Elocutio :* la mise en mots (style).

- *Memoria :* la mémorisation du discours (par cœur et art mnémotechnique).

- *Actio :* l'interprétation du discours (ton, gestuelle, être acteur).

Je vous recommande d'assister à la conférence Berryer[10] qui a lieu au Palais de justice, sur l'île de la Cité, une fois par mois. Cela vous permettra de voir et d'écouter des avocats

---

10. Le Berryer est un concours d'éloquence — http://www.laconference.net.

d'une grande qualité, ferrailler avec rhétorique sur des sujets imposés, souvent liés à l'actualité.

Voici le discours d'introduction du premier secrétaire de la conférence : « *Peuple du Berryer ! On m'avait dit, une fois secrétaire de conférence, tu vas voir, tu auras du succès avec les filles. J'y ai cru. Un an vient de s'écouler et voici le résultat. Pour tout vous dire, j'ai commencé l'année avec Virginie Efira… Je la termine avec Nadine Morano ici présente… J'ai l'impression qu'on s'est foutu de ma gueule.* »

■ Le bel esprit

L'éloquence

L'éloquence est une qualité appréciée et crainte par les hommes. Même si tout le monde peut prendre la parole, peu réussissent à réellement briller par les mots. Certains sont timides et ne parviennent pas à se faire comprendre, d'autres, malgré leurs remarquables idées, ne parviennent pas à les mettre en forme pour défendre leurs convictions, d'autres encore s'écoutent parler. L'éloquence est un art qui permet de captiver les foules et de conserver un ascendant sur autrui. C'est l'habileté d'une personne qui inspire confiance car elle sait s'adresser aux autres et répondre à leurs attentes. C'est savoir présenter ses idées tout en obtenant l'approbation générale de ses auditeurs et s'affronter dans la tempérance, en montrant que l'on comprend les autres, et que l'on entend leurs attentes, leurs sentiments et leurs désirs. De ce fait, l'orateur obtient plus de crédit de la part des autres. Je vous encourage donc à développer votre éloquence de façon positive et constructive.

Démosthène, reconnu comme le maître de l'éloquence, a vaincu son défaut d'élocution par un entraînement intense en parlant avec des cailloux dans la bouche et une préparation minutieuse de ses discours, dont il devint spécialiste pour d'autres à Athènes.

Pirate ou corsaire ?

La légitimité de vos propos sera portée aussi bien par le fond que par la forme. Il faudra savoir vous affirmer dans les mots, mais toujours avec tact. Quelques principes clés vous feront passer pour l'ardent défenseur du royaume et de la république, tel l'intrépide Surcouf, et non pour le vénal et stupide Capitaine Crochet.

CONSEIL 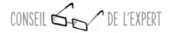 DE L'EXPERT

Garder son sang-froid en évacuant la charge émotionnelle

Que ce soit pour répliquer, attaquer, s'amuser ou faire du remue-méninges, vous ne pourrez le faire en moussaillon timide. Vos propos porteront si vous savez placer votre voix pour qu'elle soit réellement entendue. Ce qui peut vous en empêcher, ce sont les émotions de peur, de honte ou même de colère. Lorsque vous avez décidé de vous exprimer, faites-le sans ce lourd bagage, en vaillant corsaire qui ne peut plus reculer devant l'obstacle. Vous aurez besoin, pour cela, de pratiquer les exercices de respiration et de placement de la voix que nous vous proposons plus loin dans ce chapitre.

Artiste ou bâtisseur ?

> *« À force d'aller au fond des choses, on y reste. »*
> **Jean Cocteau**

Après la projection d'un film indépendant lors d'un festival, j'ai eu la mauvaise idée de demander au réalisateur de m'éclaircir sur un personnage du film. Sa réponse a duré vingt minutes. J'étais, au départ, une personne intéressée et j'ai fini dans un état de grande détresse.

> *« Le secret d'ennuyer,*
> *c'est de vouloir tout dire. »*
> **Voltaire**

Telle une pierre plate qui ricoche, surfez d'un sujet à un autre sans vous enfoncer et sombrer, c'est-à-dire sans revenir dessus ni insister dans le temps. Si vous stagnez sur un thème, vous plomberez la conversation.

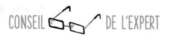

CONSEIL DE L'EXPERT

Être bref et concis

Voyagez léger et sans destination précise pour que vos conversations décollent. Laissez les passagers monter à bord de votre conversation pour qu'ils recueillent des informations et découvrent qui vous êtes. En restant léger, vous leur épargnerez un naufrage ou la précipitation vers la sortie de secours.

> *« C'est drôle comme les gens qui se croient instruits éprouvent le besoin de faire chier le monde. »*
>
> **Boris Vian**

Ne montrer que la face visible de l'iceberg

> *« Plus grosse est la tête, plus forte est la migraine. »*
>
> **Proverbe serbe**

Ne vous justifiez pas dans votre repartie. Évitez de faire un déballage de vous-même sur la place du marché à cinq heures du matin devant des badauds mal réveillés et peu réceptifs face à un surstock de vous-même et de vos connaissances. (Ce que, paradoxalement, je suis en train de faire dans ce livre.)

> *« Voulez-vous qu'on croie du bien de vous ? N'en dites pas. »*
>
> **Blaise Pascal**

ET POURQUOI CHANGER ?

■ Maudits blocages

Je m'abstiens car je raisonne mal. Je généralise trop vite, je fais des liens de cause à effet inappropriés, j'imagine sans vérifier, et mes interprétations, subjectives, sont souvent erronées. Je peux me retrouver « bloqué » parce que je stagne et persiste dans l'inconfort, parce que je n'accepte pas l'inéluctable. Les situations stériles et épuisantes se répètent parce que je mets de l'énergie au mauvais endroit et au mauvais moment. Sans comprendre, je reste assis sur ce banc de touche adossé à mes convictions, découragé et hors du temps, perdu tel un joueur sans équipe, sans action, devenu spectateur dans l'attente qu'un événement magique me repêche pour me faire gagner les matchs de ma vie.

■ « Ce n'est pas mon truc »

« Je le sais, depuis que je suis petit, je ne suis pas l'élu, loin de là, et encore moins le meilleur. Je ne suis pas non plus le centre du monde. Je sais que je ne suis pourtant pas le roi des "idiots" et que je ne manque pas d'esprit, mais je préfère rester muet, plutôt que de me dévoiler ou de tenter quoi que ce soit. Je fuis le ridicule. Je reste immobile et figé dans l'angoisse de ne pas être "à la hauteur". Je m'habitue à ne pas prendre de risque. J'ai parfois peur, mais je ne le montre pas. D'ailleurs, je n'en ai pas toujours conscience. Je réagis en silence, de côté, par-derrière, ou pas du tout. J'attends qu'une solution miracle se produise et que, soudainement, tout s'équilibre de façon juste, un peu comme chez Disney où la justice et la raison triomphent pour laisser place à la vérité. »

Nous ne naissons pas avec la capacité de répliquer. Pour certains, elle s'acquiert très tôt, par nécessité d'exister, de se faire remarquer en faisant rire, ou pour se défendre, lorsqu'on n'en a pas la commodité physique. Cela peut être également ment pour tromper l'ennui. Laurent Baffie a commencé à jouer les impertinents très tôt à l'école. Jacques Séguéla s'est lancé après avoir animé des conférences au retour de son voyage autour du monde en 2 CV. Ce qui fait qu'il y a des personnes à l'aise dans l'exercice de la repartie, c'est qu'elles ont commencé tôt et l'ont pratiqué ensuite. Donc, pour vous, cette aptitude peut commencer maintenant, en douceur, au milieu de personnes bienveillantes ou inconnues dans un premier temps, puis en augmentant progressivement la prise de risque. Vous pouvez aussi vous essayer à l'art de la comédie — bon nombre des exercices que nous proposons dans cet ouvrage proviennent de nos cours de théâtre et de comédie. Il existe de nombreux cours amateurs de théâtre et d'improvisation. Vous pourrez y trouver de l'assurance et surtout du plaisir, en vous joignant à à des personnes comme vous qui, loin d'être à l'aise, viennent chercher la même pratique.

■ « Je suis trop coincé »

« Je préfère que l'on m'oublie. Je garde les bras croisés, la main sur la bouche, les yeux baissés. Je suis bien plus à l'aise. Je suis au naturel ! Les gestes d'ouverture, la communication non verbale, c'est bon pour les autres ou au théâtre. Je ne suis pas un comédien et la vie n'est pas du cinéma. Je suis normal et comme les autres. Je suis efficace dans ce que je fais, je suis d'ailleurs meilleur que mon collègue qui exerce le même job. Je connais mon boulot, ce n'est déjà pas si mal. Je n'ai pas besoin d'en faire des tonnes ou d'être habile, les autres me comprennent. »

Vous pouvez manquer d'assurance, comme bon nombre de personnes que vous côtoyez, sans même vous en rendre compte. Vous seriez surpris de constater ô combien les comédiens extravertis sont de grands timides dans la vie. L'assurance se gère en deux points ; le premier est interne, le second externe. Nous allons d'abord apprendre à gérer nos émotions bloquantes, lesquelles sont couramment nos peurs.

Adopter le « ARA » pour gérer immédiatement une émotion forte

1. **Arrêter** la montée émotionnelle : en coupant ma respiration quelques secondes et/ou en visualisant une image apaisante, ou même en changeant de position ou en quittant les lieux.

2. **Réfléchir** à la situation et à ma réaction possible d'attaque maîtrisée, de saine fuite ou de mutisme appuyé. Choisir l'angle de réponse (ou non) à donner. Chercher dans ma mémoire des contre-arguments, des questions relance ou des phrases bateau apprises par cœur (ce qui n'est possible que si je suis libéré de mon émotion).

3. **Agir,** se lancer en pleine puissance. Prenez une position assurée, inspirez puis lâchez votre phrase-clé dans l'expiration en regardant votre interlocuteur bien dans les yeux, puis l'auditoire avec un sourire complice.

Ensuite, nous pouvons apprendre à placer quelques phrases bateau du type : « Je ne peux pas te laisser dire cela », « Tu restes seul responsable de tes propos », « Cela demande réflexion », « Tes propos ne méritent pas même une réponse », « Je ne te ferai pas l'aumône d'une réponse », « Concrètement, qu'est-ce que tu veux/peux dire ? », « As-tu des arguments factuels pour appuyer ton propos ? », ou d'autres à prendre dans le chapitre 5.

Cela est accessible à tout un chacun. C'est une question d'entraînement et de mémoire. À force d'habitude, le lâcher prise sera de plus en plus rapide et aisé.

■ « Ils sont trop forts »

« Je préfère souffrir d'absence de répondant, plutôt que d'essayer de contrer l'autre. De toute façon, c'est voué à l'échec. Je vais me faire "coiffer au poteau". Il y aura toujours plus fort que moi. À vouloir avoir le dernier mot, ça risque de dégénérer. Je prends sur moi, c'est mieux comme ça... »

Prenez conscience qu'un individu qui vous agresse agit ainsi parce qu'il se sent menacé, ou pour posséder quelque chose ou quelqu'un (à moins d'être atteint d'une lourde pathologie). Aussi pouvez-vous inverser votre vision et, plutôt que d'être connecté à la crainte d'être touché par l'agressivité de l'autre, vous demander pourquoi l'autre a besoin d'attaquer, c'est-à-dire de se défendre. Que craint-il exactement ?

En analysant la peur de l'autre, vous pourrez découvrir la faille de sa cuirasse, et ainsi éviter de vous laisser dominer par la peur.

Attention à ne pas vous comparer à des hommes souvent cités pour leurs mots, car l'Histoire a bien des fois transformé la réalité. Victor Hugo, bien que député, était un excellent écrivain mais un piètre orateur. D'ailleurs, il écrivit dans *Le Droit et la Loi* : *« Les mots arrivent aisément, surtout à l'orateur qui est écrivain, qui a l'habitude de leur commander et d'être servi par eux. L'improvisation, c'est la veine piquée, l'idée jaillit. Mais cette facilité même est en péril. Toute rapidité est dangereuse. Vous avez chance et vous courez le risque de mettre la main sur l'exagération et de la lancer à vos ennemis. Le premier mot venu est quelquefois un projectile. De là l'excellence des discours écrits. »*

Ne vous comparez qu'à vous-même et testez ainsi vos formules en situation sans enjeu, pour les servir, ensuite, sereinement après validation.

Jacques Séguéla me témoignait que François Mitterrand l'avait appelé avant les élections de 1981, en évoquant sa volonté de faire voter la loi contre la peine de mort. Alors son conseiller en communication, Jacques lui rappelle que les sondages démontrent une très forte majorité opposée à cela. Le futur président s'agace, puis développe son argumentation qui touche suffisamment son interlocuteur pour qu'il change d'opinion et lui confirme qu'avec un tel discours il sera en mesure de faire changer les opinions. Il en fut heureusement ainsi.

■ « Je n'y arriverai pas »

« On peut rater sa vie à cause d'un seul mot. »
Amélie Nothomb

« Ça ne marchera pas. Je ne peux pas fuir ce trac. Je reste ancré dans le ressenti, avec lequel je m'identifie. Cet inconfort, dû à une situation passée qui me colle à la peau encore dans le présent, me pèse mais je ne m'en débarrasserai jamais. Je suis comme ça, mon sort est scellé, je ne vais pas changer. De toute façon, à mon âge, je ne vais pas me mettre à faire des étincelles. »

« Je hais la prudence, elle ne vous amène à rien. »
Jacques Brel

Osez sortir de votre zone de confort et donnez-vous ainsi la permission de vous mettre en « danger ». C'est en évitant de prendre des risques que vous vous retrouvez paralysé par la peur. Au bout du compte, vous vous sentez incompétent et vous continuez d'entretenir un trac quotidien face à l'action. Interdisez-vous toute anticipation ou analyse des risques afin d'avancer sans vous encombrer de préjugés. Le problème, avec les jugements négatifs, c'est qu'ils vous font prendre la décision de ne pas faire, avant même d'essayer. Trop de processus et d'analyse nuit à l'improvisation.

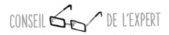

CONSEIL DE L'EXPERT

Jeter son sac de l'autre côté du mur

Le meilleur moyen de lutter contre ses peurs d'avancer, c'est de se forcer à le faire. D'où l'image du sac que l'on balance de l'autre côté du mur ; une fois lancé, je suis obligé de franchir ce mur, pour me rendre compte, finalement, que cela m'était tout à fait accessible.

C'est ainsi que j'ai procédé pour écrire mon premier livre ; j'ai dit « oui » à Stéphanie (la responsable de cette collection) sans prendre le temps de réfléchir, lorsqu'elle m'a sollicité. C'est ensuite que j'ai eu peur, mais j'étais déjà engagé, et finalement j'y suis arrivé.

J'emprunte ici l'excellente recette que Florence Servan-Schreiber[11] nous propose dans son ouvrage *3 Kifs par jour*[12].

---

11. Florence Servan-Schreiber est écrivaine et consultante spécialisée dans la qualité du service et des relations humaines.
12. Florence Servan-Schreiber, *3 Kifs par jour*, Marabout, 2011.

Chaque fois que vous vous demandez comment vous allez faire ou si « ça va marcher », vous vous empêchez d'agir, vous vous coupez dans votre élan de spontanéité et vous perdez des points de confiance en vous.

C'est dans la tête que la personne est limitée, car dans ses actions, cette même personne est illimitée.

Super ! C'est Clark Kent qui te l'a dit ?

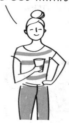
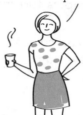

Trouver sa voix

Le monologue interne parasitaire, c'est le son de cette petite voix — que l'on trouve chez les vieux personnages aigris du *Muppet Show* — qui, au fond de moi, me critique, me sape le moral et surtout m'empêche de faire les choses pour avancer. Cette petite voix qui me dit que *« je ne peux pas, c'est difficile, je ne connais pas, ça ne va pas marcher, les autres vont se moquer de moi, c'est nul, ils ne vont pas accepter, j'aurais dû faire autrement, j'aurais dû faire autre chose, je vais me faire rembarrer »*, etc.

« Le silence est le sanctuaire de la prudence. »

Euripide

Cette voix vient de notre enfance, de nos parents ou de nos référents qui nous ont inculqué les bons principes : « On ne répond pas quand on est bien élevé » ou « On ne coupe pas la parole »... Vous trouverez les vôtres. Prenez bien conscience de ces injonctions, elles sont la source des blocages qui ne vous autorisent pas à être soit l'enfant rebelle qui réagit, soit l'enfant créateur qui s'amuse. Ceux que vous pourrez admirer pour leur aisance les ont rangées au placard depuis fort longtemps.

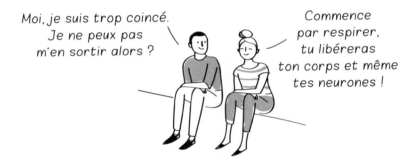

Moi, je suis trop coincé. Je ne peux pas m'en sortir alors ?

Commence par respirer, tu libéreras ton corps et même tes neurones !

Le chapitre suivant vous aidera, du moins je l'espère, à éliminer vos blocages pour les remplacer progressivement par des réflexes de positionnement et d'affirmation. Comme pour toute discipline, il ne suffit pas de lire une recette pour se l'approprier. Nous vous proposons de vous entraîner et de pratiquer pour que ce qui représentait un obstacle insurmontable devienne un automatisme sans effort.

« Tout est difficile avant d'être simple. »
Thomas Fuller

ESSAYEZ QUAND MÊME

■ La préparation physique et mentale

 BON À SAVOIR

Saviez-vous que les ambassadeurs sont formés à ne pas se toucher le visage lors des négociations ou des réunions ? Car, dès qu'ils se touchent l'oreille ou la bouche, c'est l'image de tout le pays qui est « touchée » et qui s'écroule derrière eux dans ce geste.

Évitez de dodeliner de la tête, de vous toucher — que ce soit le visage, les mains, le nez, les bras ou les autres parties du corps. Ce sont des messages que vous envoyez, parfois sans vous en rendre compte, que vos interlocuteurs reçoivent et décodent immédiatement de façon consciente ou inconsciente. Dès que vous vous touchez le corps, vous perdez des points d'assurance face à votre public.

EXERCICE

Pour une posture d'ancrage au sol

1. Debout, positionnez vos pieds légèrement écartés en V.
2. Ramenez les épaules en arrière, en alignement avec les hanches.
3. Considérez que votre centre de gravité est le plexus solaire (c'est le point creux et parfois légèrement doulou-reux qui se trouve sous votre cage thoracique).
4. Faites en sorte de sentir votre corps en équilibre, bien symétrique.
5. Vos mains sont visibles avec les paumes apparentes.
6. Imaginez qu'un fil invisible vous traverse du sommet du crâne à la base de vos pieds, en passant par votre colonne vertébrale.

Restez dans cette position jusqu'à vous sentir comme un arbre bien ancré dans la terre, dont le feuillage est orienté vers le ciel.

À éviter

- Les mains dans le dos (je cache).
- Les mains dans les poches (je cache).
- Une main qui prend l'autre (je me rassure).
- Les appuis (besoin de réconfort).
- Le toucher du visage (je ne suis pas sûr).

Vous trouverez d'autres exercices sur la posture dans les chapitres 2 et 3.

La visualisation

La force du mental nous apporte des aptitudes que nous pouvons ensuite exercer. Les grands sportifs ou les comédiens se donnent la possibilité de dépasser leurs limites en visualisant ce qu'ils n'ont pas encore atteint. Muriel Hermine, championne de natation synchronisée, le décrit bien dans ses conférences et dans son livre sur le dépassement de soi[13]. Elle a répété de nombreuses fois dans sa tête les mouvements qu'il lui fallait exécuter pour être capable de parcourir 100 mètres en apnée. Et, après être parvenue à le faire avec son imaginaire, elle a réussi à le réaliser en piscine.

Ce que je vous propose dans ce livre se trouve parfois aux antipodes de ce que vous avez appris, ou réfute certaines de vos croyances. Ainsi je vous invite à vous inspirer de vos modèles, plutôt que de les copier ou de renoncer. La comparaison aux autres peut vous freiner et vous décourager en vous donnant l'impression que vous ne serez jamais comme eux. En revanche, vous pouvez jouer à « Et si j'étais l'autre » (voir exercice § « Porter le masque », chapitre 4).

---

13. Muriel Hermine, *Le Défi d'être soi*, Eyrolles, 2013.

L'effet *copycat*[14]

Prenons un exemple : je suis comédien, je mesure à peine 1,80 mètre et j'ai besoin de jouer le personnage d'un géant sur scène.

Tout d'abord, mentalement, je me visualise comme étant un géant. Ensuite, je commence à marcher à grandes enjambées, je me déplace avec des gestes lents et amples, et je descends le timbre de ma voix ainsi que le rythme de mon élocution dans mes échanges avec les autres. Parce que je m'inspire de l'image que j'ai d'un géant et que je me vois géant, alors le public voit un géant. Si, en revanche, je devais me comparer et faire une analyse, je me trouverais finalement trop petit, je n'aurais pas la force d'un géant, etc. Bref, je me limiterais dans ma créativité.

À vous de jouer ! Par exemple, entraînez-vous à être un géant ou à jouer un lilliputien. Visualisez un lilliputien, imaginez-vous petit, minuscule, amusez-vous à user de sa voix aiguë et fluette. Déplacez-vous avec des gestes secs et rapides (*staccato*) et agissez spontanément pour découvrir que tout est immense autour de vous. Vous pouvez ensuite essayer de passer à un animal : un loup, un paon, un lézard, etc., pour finir par porter le masque d'un personnage connu (voir chapitre 4).

Chaque personne est unique et ce qui convient à l'une peut ne pas convenir à l'autre. Donc, inspirez-vous des autres, tout en restant vous-même. Permettez-vous de développer vos facultés, tout en tenant compte de votre tempérament et de

14. Définition : l'effet *copycat* est le comportement de mimétisme favorisé par la publicité médiatique accordée à un acte. Source : les dictionnaires.

vos ressources. Une personne discrète n'a pas la même façon de rebondir dans sa repartie qu'une personne démonstrative. Puisez dans vos traits de caractère et acceptez d'en faire des atouts personnels, sans comparaison, tout en gardant à l'esprit l'image de ceux qui vous inspirent. Vous pouvez ainsi devenir efficace et inspiré en pratiquant régulièrement la visualisation mentale.

 BON À SAVOIR

**La visualisation mentale
(issue de la méthode Michael Chekhov par
Alexandre Louschik, enseignant d'art dramatique)**

Dans le conscient, j'explore, par mon imaginaire, toutes les possibilités et je m'entraîne aux différents scénarios par la pratique. En m'exerçant à imaginer des histoires, des situations, des saillies drolatiques, je nourris ma mémoire, qui n'est limitée que par mon imagination, en lui donnant des pistes pour les situations à venir.

Par exemple, en reprenant des répliques de films, en m'amusant à reproduire le ton ou les mimiques d'un one-man show ou de comédiens, en essayant d'anticiper sur les répliques, de prendre à contre-pied la conversation, de pratiquer le décalage humoristique.

Ainsi, lorsque je serai en situation et que j'aurai peu de temps pour réfléchir à une estocade habile et efficace, mon cerveau ira chercher inconsciemment des ressources qu'il aura déjà explorées et, une fois celles-ci détectées, je pourrai réagir, comme par réflexe. C'est ce qui va me faire gagner des points en inspiration et en spontanéité.

Par le jeu, les ressources sont infinies, l'esprit conscient (limité) se détend, et le subconscient (illimité) se met en route. Vous pouvez alors tirer profit de ce passage d'informations pour basculer inconsciemment sur votre subconscient et récupérer une immense énergie.

« Qui n'a pas d'imagination n'a pas d'ailes. »
Mohamed Ali

■ Calibrer sa voix

Il ne suffit pas de bien positionner son corps pour être à l'aise à l'oral, et d'être inspiré pour avoir du répondant. Il est également nécessaire d'avoir le bon timbre et une voix plutôt basse, qui se projette en avant avec une certaine ouverture et un élargissement des mâchoires. Vous pourrez travailler votre équilibre sonore et l'égalisation pour calibrer votre voix en faisant des exercices de lecture à voix haute avec un timbre grave qui part du ventre. C'est un exercice que je recommande fortement aux personnes qui ont de l'esprit (ou pas), mais dont la voix stridente ou aiguë peut fatiguer l'oreille et freiner l'écoute rapidement. Lorsqu'en zappant je tombe sur une émission animée par un animateur caustique qui fait de l'Audimat, je constate chaque fois que le son émis est malheureusement incompatible avec l'acoustique de mon installation home cinéma. Qui, elle, est calibrée.

De la voix : le « OM-HA »

1. Exercice pratique pour faire redescendre le stress et chauffer la voix.
2. Debout, inspirez en fixant un point au sol.
3. Expirez, toujours en fixant un point au sol, en prononçant doucement le son grave « OMMMMMM », à la limite du bourdonnement.
4. Montez progressivement du grave à l'aigu dans la voix (si vous faites l'exercice à plusieurs, en écoutant une première fois les autres, puis ensemble de plus en plus fort).
5. Finissez par expirer tout votre air en criant : « HA ! » pour relâcher toute l'énergie dans un dernier souffle violent.
6. Libérez les tensions du corps et de l'esprit.

C'est un exercice que vous pouvez tester seul, mais qui donne de très bons résultats en groupe.

■ Les techniques d'improvisation au théâtre

« L'imagination est plus importante que le savoir. »
Albert Einstein

Le théâtre d'improvisation, comme le pratiquent de nombreuses troupes d'amateurs, est un excellent moyen pour se donner le courage de prendre la parole.

BON À SAVOIR

Adoptez l'entrée en action sans réfléchir et à fond :

- prise de risque, je me jette à l'eau ;
- engagement, je suis dans mon action à 100 %.

L'improvisation ne s'improvise pas toujours. Dans le film de Patrice Leconte *Ridicule*[15], où les protagonistes s'affrontent dans des joutes verbales improvisées, le personnage principal, le Baron, joué par Charles Berling[16], se rend compte que les joutes sont truquées et que les thèmes sont déjà connus de l'équipe adverse.

L'improvisation, c'est aussi un entraînement du cerveau pour laisser fuser une idée ou un propos tel un feu d'artifice éblouissant et maîtrisé, un jaillissement de la pensée.

EXERCICE

Du fil continu

Je commence une histoire et l'autre l'enchaîne pour l'emmener ailleurs, jusqu'au prochain intervenant qui prend la suite.

À jouer avec un arbitre. Ce travail s'appuie sur l'écoute, la reformulation et l'imagination.

---

15. Comédie dramatique française sortie en salles en 1996.
16. Charles Berling est un acteur, réalisateur, scénariste et chanteur français.

◼ Se relaxer par la respiration

L'émotion est une source de problèmes respiratoires.

- Combien de temps pouvez-vous rester sans manger ?

- Combien de temps pouvez-vous rester sans boire ?

- Combien de temps pouvez-vous rester sans respirer ?

Et pourtant, lorsque vous êtes en difficulté, votre premier réflexe est d'arrêter de respirer. Le corps se crispe, le sang se concentre sur les organes vitaux, et vous cessez de respirer. La respiration est la clé de notre organisme. Lorsque je la coupe, je me mets en position instinctive de combat, prêt à prendre la fuite ou à passer à l'attaque. Et en entreprise, par exemple lors d'une réunion importante, est-il vraiment adapté et confortable de réagir de cette façon : être prêt à fuir ou à bondir ? La survie de mon être dépend-elle vraiment de cette situation ? Notre corps a mémorisé ce processus instinctif naturel de défense pour survivre dans l'enfer de la jungle.

Si mes collègues ont parfois l'air sauvage dans leurs gestes et leurs comportements primaires, ou lorsqu'ils me regardent d'un œil inquisiteur et suspicieux, ils ne sont, pour autant, pas tous anthropophages. Ma peur les imagine prêts à passer à l'action sur ma frêle petite personne, dans les cris étouffés des déchirements d'une injustice dont la violence extrême me laisse sans voix dans cette jungle dominée par le monde animal.

*Tu te rends compte :
pour mener l'être humain
vers la civilisation, il a fallu
des millions d'années.*

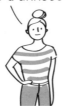

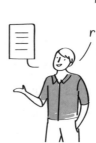

*Le plus
impressionnant,
c'est que pour
revenir à l'homme
de Néandertal,
ça prend moins
d'une minute.*

(Inspiré de Frédéric Beigbeder.)

Alors, pour contrer ce système de défense primaire intrinsèque au fonctionnement de notre corps, je vous propose tout simplement de revenir à la base : la respiration.

EXERCICE

De respiration
avec le troisième chakra : le 4 x 4

1. Disposez vos pieds parallèlement, légèrement écartés de la largeur des hanches.

2. Maintenez le menton à 90 degrés, les épaules en arrière, le regard droit vers l'horizon dans une posture au beau fixe, à la limite du militaire au garde-à-vous.

3. Inspirez pendant 4 secondes doucement, en gonflant le ventre.

4. Bloquez votre respiration pendant 4 secondes, le ventre gonflé.

.../...

.../...

5. Expirez tout votre air pendant 4 secondes en creusant le ventre, tout en appuyant légèrement sur le plexus solaire (troisième chakra de la confiance en soi).

6. Bloquez pendant 4 secondes à vide en maintenant le ventre rentré.

7. Recommencez depuis la première étape pendant trois cycles complets.

Pour vous aider à rester concentré sur cette respiration, vous pouvez imaginer que vous dessinez un carré dont chaque côté correspond à une étape du cycle de 4 secondes.

■ S'entraîner encore et encore

« L'habitude est d'abord légère comme une toile d'araignée, mais elle devient bientôt aussi solide qu'un câble. »

Le Talmud

Aujourd'hui, nous sommes formatés pour obtenir un résultat parfait et immédiat. Laissez de côté ces convictions qui vous empêchent de réussir en adoptant une approche plus sûre et sereine ; pratiquez régulièrement sans vous préoccuper de l'issue. Car il n'y aura ni faute ni erreur, mais bien un enrichissement d'expérience si vous prenez la bonne habitude de vous exposer. Plus vous pratiquerez, plus la magie opérera. L'objectif ici n'est pas le résultat, mais le fait de vous entraîner le plus possible tout en vous autorisant à ne pas réussir du premier coup. Un coach en art dramatique répète volontiers à ses élèves en baisse de motivation : « Si tu ne réussis pas la première fois, c'est que tu es dans la moyenne. »

« Celui qui n'essaie pas, ne se trompe qu'une seule fois. »
Véronique Sanson

Mélanie, qui s'était trouvée en difficulté lors d'une sélection interne pour un poste de cadre, s'est représentée deux ans plus tard, après s'être entraînée à développer une posture physique d'aisance et à visualiser le comportement d'un manager inspirant. Ainsi a-t-elle pu donner le meilleur d'elle-même et se rendre crédible aux yeux de ses évaluateurs.

■ Oser prendre des risques

« Il est temps de vivre la vie que tu t'es imaginée. »
Henry James

Sortez de vous-même. Amusez-vous à prendre des risques, à oser, à poser des questions, à rebondir sur des sujets de façon légère et amusée. Le public aime s'amuser et jouer, tout comme vous. Alors, lancez-vous, ne vous coupez pas de votre public à cause de vos habitudes ou en restant dans votre zone de confort. Nous avons besoin de pratiquer 21 jours pour changer nos automatismes.

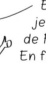

Et pour oser faire et oser dire, je vous conseille de lire le bouquin de Frédéric Demarquet Et si j'osais ! En finir avec ses peurs mode d'emploi, aux éditions Eyrolles.

■ Et pourquoi je pratiquerais ?

La repartie doit être maîtrisée avant d'être sollicitée, sinon l'opportunité ne se représente jamais. Le pire moment pour acquérir une compétence en matière de repartie, c'est lorsque vous en avez besoin.

« L'excellence vient de la pratique. »
Aristote

■ La méthode des petits pas

« Comme je ne trouve pas le mot juste ou la formule exacte, je préfère me taire et me murer dans le silence. Je me frustre et reste interdit, à vouloir être parfait et précis. »

« Un con[17] qui marche vaut mieux que dix intellectuels assis. »
Jacques Séguéla

Pour faire mouche, il n'y a pas de miracle. Le succès commence par l'apprentissage de techniques et la maîtrise des bases fondamentales. Vous pourrez ajouter, au fur et à mesure de votre parcours, de nouveaux éléments à votre boîte à outils pour vous accompagner dans la victoire et désarçonner votre adversaire.

Vous avez le droit de ne pas réussir, vous avez même le droit de rater ! C'est humain, c'est ce qui nous fait grandir. En attendant, visez un niveau intermédiaire : soyez moyen.

---

17. Pour mieux identifier ce type d'individu, référez-vous à l'ouvrage *Et si je supportais mieux les cons !* dans la même collection.

CONSEIL 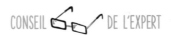 DE L'EXPERT

Être moyen : s'autoriser à obtenir un 10/20

Pour oser dépasser vos peurs et vos exigences, autorisez-vous (un temps) à être moyen, et visez le 10/20.

Avancez de la sorte, vous serez plus en phase avec vous-même. Peut-être vous sentirez-vous plus « libre » de parler de vous, ou d'oser communiquer autrement avec les autres. Vous pourrez ainsi ressentir le plaisir de gagner des points et vous surprendre par votre disponibilité, même dans l'impasse.

À l'inverse, être trop concentré sur la perfection d'une réussite vous incite à interpréter chaque nouvel événement imprévu comme un obstacle. Dans l'excellence, la situation devient rapidement ingérable.

Changez de vision pour être attentif à des éléments extérieurs et inattendus qui pourraient vous inspirer dans vos reparties et vos challenges. Visez le 10/20 et visualisez-vous à en faire le minimum pour être dans une approche psychologiquement plus confortable ; vous apprendrez ainsi à lâcher prise. Vous dépasserez vos attentes, gagnerez en estime, et finalement vous ferez quand même plutôt bien, et avec satisfaction.

■ Comment pratiquer par vous-même ?

En étant sur le terrain ou en s'entraînant virtuellement.

Nous avons la chance, aujourd'hui, d'avoir les moyens de nous exercer facilement. Que ce soit avec la radio, les *podcasts,* YouTube ou autres médias en ligne, vous aurez un choix substantiel d'outils pour vous aider à renforcer votre jeu et gagner du terrain.

Commencez par écouter la radio, regarder la télévision et les rediffusions, *replays,* et *podcasts* qui vous sont proposés par les flux virtuels.

En tant que spectateur, d'abord, soyez attentif aux mots, au ton employés, au rythme utilisé. En étant concentré sur la forme pendant les différents échanges de balles, vous pourrez vous inspirer et vous exercer en anticipant sur les tacles des protagonistes. En pratique, faites des pauses sur les séquences vidéo. Essayez ensuite de répondre avant d'entendre les répliques des protagonistes rebondir, pour trouver ainsi vos propres marques. Essayez d'entrer dans ce jeu de ping-pong verbal, pour travailler vos propres coups et vos revers.

Je me souviens d'un ami avocat qui se passait en boucle, lors de ses trajets, les sketches de Pierre Desproges pour s'en inspirer. Testez… À mon avis, le talentueux humoriste reste d'actualité.

◼ Les occasions quotidiennes

Il n'est pas courant d'avoir à se présenter en public, même devant un petit groupe. Je peux être à l'aise dans un échange sur des propos ne m'impliquant pas (que je maîtrise), et soudain perdre mon aisance dès l'instant où quelqu'un me demande de parler de moi. Cette sensation s'explique par le fait que le poids du regard des autres me paraît être un enjeu bien plus important que ma détermination. Pour ne plus vous sentir déstabilisé par ces simples interrogations, entraînez-vous à dérouler votre *pitch* personnel. C'est la première qualité nécessaire que possèdent les maîtres de la repartie à l'oral. Cette aisance est encore plus importante si vous devez parler de vous. Pour développer votre répondant et vous exercer dans ces tours de parole, je vous encourage à forger votre expérience et à prendre l'habitude de converser sur votre « actualité », vos activités et votre personne.

> *« J'adore parler de rien, c'est le seul domaine où j'ai de vagues connaissances. »*
> **Oscar Wilde**

Parler de soi-même : cela arrive régulièrement. C'est donc un bon exercice pratique, pour apprendre à se présenter sans se laisser brider ou déborder par les émotions, en dégageant de l'assurance, et une expression claire et concise. Donnez des détails factuels, cela permettra à l'autre de retenir votre histoire. Autorisez-vous à parler de vous, aussi bien sur le plan professionnel que personnel, de ce qui vous passionne, tout en vous limitant à la minute au-delà de laquelle vos interlocuteurs pourraient zapper.

Le *pitch* personnel : se construire une image

Préparez votre *pitch* personnel, rodé avec des phrases et des sujets bien déterminés. De cette façon, vous serez plus à l'aise pour répondre à une remarque sur vous, sur vos compétences par exemple. En une minute, entraînez-vous à parler de vous pour convaincre.

Par exemple : « *Je m'appelle Stéphane Krief, je suis comédien et réalisateur. Je joue actuellement dans une série télévisée sur TMC et je suis aussi sur scène dans la pièce Adultères[18] de Woody Allen, dont la première est en décembre au théâtre Ciné 13 à Paris. Je fais de la direction d'acteurs et de la réalisation de films. Je reviens de Cannes où mon film documentaire de 15 minutes a été sélectionné et présenté au public pendant le festival.* »

En version plus complète : « *... Je suis aussi coach d'équipe, activité pour laquelle je me sers du théâtre, de la méthode Actors Studio et des outils de la psychologie cognitive pour accompagner les personnes en entreprise afin qu'elles se sentent plus à l'aise dans les prises de parole en public, en face-à-face, dans les conflits ou en réunion...* »

---

18. Woody Allen, *Adultères*, Éditions 10/18, 2005.

Tenir le rythme en pratiquant le *cheap talk*

Sortez régulièrement pour vous habituer à côtoyer du monde et à échanger avec les autres. Plus vous vous sociabiliserez sans enjeu, plus vous serez à l'aise et vous permettrez d'être vous-même en toutes circonstances.

■ Les *sparring-partners*

Répondre avec brio et vivacité demande de la pratique. Essayez de profiter de chaque occasion pour vous amuser à rebondir dans la fantaisie et l'humour, sans vous disqualifier dans vos propos. Choisissez un ami ou un collègue (personnellement, j'ai la chance et l'honneur d'avoir choisi Bruno Adler, il y a bien longtemps) qui sera votre partenaire de jeu comme copilote (ou *wingman*[19]) pour monter au front en équipe lors de rendez-vous, de cocktails ou de soirées.

Ce partenaire de jeu doit être positif, valorisant et complice. Il vous permettra de vous dépasser et de trouver une nouvelle inspiration à ses côtés.

Boostez votre confiance, amusez-vous avec vos nouveaux interlocuteurs. Ne vous disqualifiez pas entre vous, cela donne une mauvaise image de votre équipe et de vous-même et, surtout, ce n'est pas très créatif.

---

19. Synonymes : allié, *sparring-partner*, coéquipier.

Champagne !

Oui, une coupe de champagne pour commencer la soirée lors d'un événement peut vous aider à vous affirmer. Les joyeuses bulles facilitent les échanges avec les autres et apportent de l'assurance.

Mais rappelez-vous cette pub : « *Un verre ça va, trois verres, bonjour les dégâts !* » Trop de bulles et d'alcool risquent de vous faire perdre votre objectif et d'altérer votre image vis-à-vis des autres. Sauf si vous avez décidé de tenter le tout pour le tout…

> « *Un conseil : ne buvez pas d'alcool au volant.
> Vous pourriez en renverser !* »
> **Coluche**

Parfois, ce que vous percevez d'une soirée qui vous semble « réussie » l'est de façon bien différente par les autres ; l'alcool n'est pas la solution. Et pour ce qui est de la drogue, c'est une catastrophe… Je n'en ai plus !

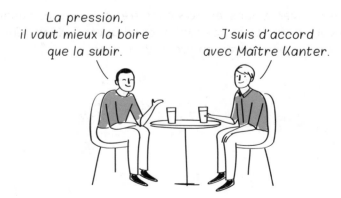

La pression,
il vaut mieux la boire
que la subir.

J'suis d'accord
avec Maître Kanter.

■ Adapter son jeu à l'enjeu

Dans ce premier chapitre, vous aurez découvert les principes, les conseils et même les exercices qui vous permettront de développer votre sens de la réplique. Je vous invite à faire votre marché parmi ces « trucs et astuces ». Choisissez par envie ce que vous aimeriez tout d'abord expérimenter, et surtout entraînez-vous. C'est par une pratique régulière que vous atteindrez l'aisance et l'assurance nécessaires à cet art.

Vous pourrez ensuite les adapter à la bonne forme selon votre enjeu :

- S'agit-il de combattre un adversaire et de le réduire au silence ?

- Ou bien de jouer avec un compétiteur pour le plaisir d'échanger de bons mots et des piques, tout en gardant le respect mutuel qu'il se doit entre deux jouteurs partenaires ?

- Ou encore préférez-vous bâtir un projet, produire des idées, imaginer des histoires, créer ensemble, avec l'autre ?

Vous trouverez dans les trois chapitres suivants les nuances qui vous permettront de répliquer en guerrier sans peur, en joueur impertinent ou en créateur inspiré.

QUE RETENIR
DE TOUT CELA ?

- Mémoriser les bons mots pour être prêt sur le fond.
- S'entraîner à se sentir bien pour être prêt sur la forme.
- Apprendre à placer les bons mots au bon moment.
- Se lancer en respirant et en visualisant le succès.

CHAPITRE 2

LE GUERRIER SANS PEUR

Pratiquer l'art de la réplique peut avoir vocation à favoriser les liens entre nous, les hommes[1]. C'est un moyen d'anticiper et de stopper les attaques de ceux qui se présentent à vous en adversaire. À l'image d'Ulysse dans *L'Iliade*, sans viser une destruction totale de l'autre (ni de ses parties intimes), vous mettrez en œuvre des stratégies qui vous apporteront le respect et la fin des hostilités dans ce combat verbal.

1. Ou femmes, à choisir.

aurent s'est positionné en « guerrier sans peur » vis-à-vis d'un directeur de colonie de vacances qui voulait absolument imposer à son fils Romain, 16 ans, d'aller skier, considérant qu'il n'avait plus de séquelles d'une chute faite la veille. « J'entends les difficultés que cela génère pour vous. Mais en tant que garant de mon fils, il n'est pas question de prendre le risque de l'envoyer skier. » À chacune des quatre contre-argumentations successives, Laurent s'est contenté de répéter cette même phrase en variant la tournure. Le directeur a finalement cédé. Pour sauver la face, il a exprimé qu'il ne reprendrait pas Romain pour un futur séjour. Au retour du garçon, Laurent comprit que l'obstination du directeur provenait de sa fierté d'adulte. Il avait parié avec l'ado qu'il l'obligerait à aller skier. L'enjeu n'était donc pas l'organisation à mettre en place, mais bien son ego, qui l'empêchait de considérer la situation avec lucidité. L'art du combat est aussi très utile pour défendre ses intérêts avec opiniâtreté en situation.

LES CLÉS POUR CHANGER

■ L'âme du guerrier

> « *Attaquer, c'est chez moi une preuve de bienveillance ;
> dans certains cas, c'est même un témoignage
> de reconnaissance.* »
>
> **Friedrich Nietzsche**

Combattre, c'est accepter d'abattre l'autre et le considérer comme un adversaire. Cela suppose de le traiter en ennemi, tout en ayant de l'estime pour lui. Dans ce chapitre, je nommerai donc « adversaire » les cibles choisies. Choisissez pour cette posture de combat de porter symboliquement l'armure et les armes qui vous siéent le mieux (pour ma part, j'aime m'imaginer en Thierry la Fronde[2], cavalier léger et rapide, aussi habile à l'épée qu'au maniement de l'arme du roi David). Gardez bien à l'esprit que l'ennemi, ce peut être vous-même. Pour le maîtriser, faites-vous accompagner de deux inséparables compagnes : la « confiance » et la « peur », dont les vertus présentées au premier chapitre vous apporteront les bases d'appui et l'énergie indispensables au combat. Ainsi irez-vous au champ de bataille tel un samouraï, en pleine conscience de vos aptitudes, connecté à vos tripes et brandissant votre peur à la pointe de votre sabre. Enfin, vous maîtriserez les combats en adoptant les techniques que nous décrirons plus loin, en vous posant en véritable guerrier courageux qui, loin d'être inconscient par excès de confiance ou sous-estimation de son adversaire, saura dépasser ses peurs en se focalisant sur sa cible.

---

2. *Thierry la Fronde* est une série télévisée d'aventure française des années 1960.

Comment
j'vais lui niquer
sa race à c'bouffon !

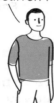

Tu veux dire, je présume,
rabattre le caquet
à cet oiseau
de mauvais augure
qui ne s'apparente
en rien à notre milieu.

■ L'art de la guerre

Comme j'ai eu l'occasion de l'écrire dans mon précédent ouvrage sur la gestion des personnalités difficiles, *Et si je supportais mieux les cons !*[3], la meilleure approche du combat m'a été inspirée par l'enseignement du maître Sun Tzu, auteur de l'ouvrage de référence *L'Art de la guerre*[4]. Le principe de base énoncé est de ne combattre que lorsque l'on maîtrise le potentiel de situation nommé *che* ou *shi*. Il s'agira de profiter d'une situation dont vous aurez détecté les atouts, ou de développer patiemment une stratégie, pour créer une situation dans laquelle vous bénéficierez de l'avantage. Hors de ce cadre, ne prenez pas le risque d'une défaite en suivant l'un des premiers principes qui consiste à ne livrer un combat que si vous êtes sûr de le gagner.

Les combats dont il s'agit ici ne se livrent pas à coup de massue, d'épée, de fusil ou de coup-de-poing américain, mais au moyen du verbe, du ton et des postures, moins saignants mais non moins percutants.

3. Bruno Adler, *Et si je supportais mieux les cons ! Personnalités difficiles mode d'emploi*, Eyrolles, 2012.
4. Sun Tzu, *L'Art de la guerre*. Premier traité de stratégie militaire écrit au monde (vie siècle av. J.-C., ve siècle av. J.-C.).

> *« Le rivage est plus sûr,*
> *mais j'aime me battre avec les flots. »*
> **Emily Dickinson**

■ Garder l'équilibre

Comme pour une compétition sportive, entraînez-vous à garder votre équilibre, votre calme et votre détermination sur le ring. Le boxeur s'entraîne à multiplier les coups, mais développe aussi une capacité à encaisser les attaques, au-dessus comme en dessous de la ceinture, sans vaciller.

Vous voyez-vous gagnant ? La visualisation de votre victoire à l'issue du combat est la clé de votre réussite. Pratiquez cette gymnastique intellectuelle pour rester sur le ring sans vous retrouver au tapis dès le premier round, surpris et déclaré K.-O. à la première *« punchline »*.

Ainsi Jonathan mit-il fin à l'entretien manipulatoire de Michaël, animateur d'un stage en développement personnel qui cherchait à le déstabiliser (il jalousait son idylle avec une stagiaire). Le gourou en herbe, après avoir tenté de trouver des failles chez son rival sous couvert de l'aider à s'épanouir, à bout d'arguments, lui demande d'un air culpabilisant : « Mais qu'attends-tu vraiment de moi ? » La réponse vint en moins d'une seconde : « Rien. » Puis, après un silence qui laissa l'attaquant sans souffle, il porta aussitôt le coup final : « Moi, je suis juste venu méditer dans le désert, je n'attends rien d'autre de toi. » (Entendez : tu es un guide touristique, pas mon psy.) Jeu, set et match.

■ L'humour caustique

L'humour est une belle manière de relâcher les situations bloquées ou conflictuelles, lorsqu'il permet à une assemblée de partager de la joie et de lâcher prise sur des tensions inutiles. Il peut aussi donner la victoire à celui qui en fait l'usage au détriment d'un adversaire qui, se sentant ridicule aux yeux d'une assemblée ou même de son rival, ne sera plus en capacité de rétorquer. Si le ridicule ne tue pas, il peut au moins stopper la fluidité de la pensée. Vous en aurez de bons exemples dans le film (déjà évoqué) *Ridicule*, qui démontre comment, dans un monde se prétendant évolué de par sa maîtrise des subtilités de notre langue, les oisifs se comportent tels des prédateurs, à la différence près que ces derniers attaquent leur proie pour se nourrir, tandis que les mignons de Cour déploient leur énergie pour abattre leur congénère dans le seul but de briller.

À NOTER

Comment rebondir sur un bide ?

Le conseil de Laurent Baffie : « Tu te couvres de merde et tu passes à autre chose. »

L'humour est une arme à effet boomerang ; si une estocade n'atteint pas votre adversaire ou s'écrase mollement sur lui, la position basse du perdant vous reviendra, à moins de rebondir aussitôt et de réussir à porter un coup fatal à votre adversaire. C'est le phénomène du bide, redouté par les artistes comiques ou nos chers ados en recherche d'identité.

BON À SAVOIR

Un extrait concentré entre BFF
(Best Friends Forever)

Entendue près d'un lycée, cette conversation entre
« djeuns » et, à côté, une mère qui se décompose à
l'écoute du vocabulaire employé par les ados.

« — Sup ! Bien ou bien ?

— Aiight. Frais.

— Ce moment, quand j'ai vu le premier exo de l'interro !

— Graaaave. J'avoue. J'ai rien capté, c'est chaud.

— Et toi, t'as fait quoi ?

— Vitaif.

— Belek. Y'a du taff.

— Bon j'ai l'seum, faut que je bouge. Tu vois, ya ma
darone la tepu, elle met la pression. Tsss.

— Tiep. Boloss, rentre chez ta mère... *(rire)* Wesh.

— T'enjaille pas trop arhi avec ouame, si tu veux revoir la
tienne.

— *(rire)* Zarma... »

Traduction : bilan de la journée et des au revoir
traditionnels.

C'est un cliché de le dire, certes, mais la repartie évolue. La
langue de Molière ne suffit pas. Parfois difficile à comprendre
pour les non-initiés, les jeunes ados ont souvent eu un langage
bien à eux. Ces expressions, qui commencent par venir des

quartiers populaires ou même de l'étranger pour ensuite investir progressivement le langage courant, deviennent usuelles pour les 13-18 ans. Ils choisissent d'utiliser un code, par le biais d'un nouveau vocabulaire, pour s'identifier et se reconnaître, plutôt que de s'« afficher » à parler comme leurs parents. Paradoxalement, je me surprends à entendre de vieilles expressions remises au goût du jour, comme « le cave », avec des mélanges de verlan, d'argot, de gitan, d'arabe, d'anglais, de *geek*, de français des banlieues, de chansons, de rap, de textos, d'onomatopées, de tics, de titi parisien et de non-verbal... Tsss.

Le propre d'une langue vivante, c'est de refléter son époque. À l'image de Coluche, qui reste l'un des comiques préférés des Français plus de vingt ans après sa mort. Avec la médiatisation de ses idées politiques comme les Restos du cœur, de ses sketches et de ses personnages cultes, caustiques et impolis, l'« *enfoiré* » a réussi à bousculer le vocabulaire français pour introduire des expressions qui, aujourd'hui, sont entrées dans le langage courant. « Les boules ! »

Le principe actif de l'humour, c'est de créer un décalage, un sursaut qui génère dans un premier temps de la surprise puis de la joie chez les auditeurs, et de la peur ou de la colère chez les victimes.

Les phrases qui tuent, que nous apprécions dans des écrits, des films ou des pièces de théâtre, ont deux atouts dont nous ne disposons pas ; les auteurs peuvent s'y reprendre à plusieurs fois pour aboutir à une formule percutante, mais surtout ils maîtrisent la réaction de l'adversaire. Dans la vraie vie, nous n'avons droit qu'à un seul jeu et nous maîtrisons rarement la réaction des autres. De même, les citations de mots d'esprit de personnages brillants sont isolées de leur contexte ; nous avons rarement connaissance de leur impact réel. De plus, on ne relate guère les bides de Voltaire, de Churchill, de De Gaulle, de Guitry, de Groucho Marx ou autres maîtres de la réplique. Donc, ne cherchez pas à reproduire des fictions ou des propos historiques. Au contraire, soyez vous-même ! Utilisez l'humour qui vous est propre, celui avec lequel vous aimerez jouer ; qu'il soit avant tout une source d'amusement et d'assurance. Vous pourrez aussi piocher parmi quelques phrases clés que vous aurez apprises et que vous appliquerez à bon escient.

EXERCICE

Phrases à mémoriser et à sortir en situation

- Bon mot : *« Le travail est l'opium du peuple et je ne veux pas mourir drogué. »* Boris Vian
- Opportunité : « D'où te vient ce sens inné de la fête ? » (Face à quelqu'un de peu enjoué et un peu lent.)
- Retournement de situation : *« L'homme n'est pas fait pour travailler. La preuve, c'est que ça le fatigue. »* Voltaire
- Paradoxe : « Tu es capable du meilleur comme du pire. Mais c'est dans le meilleur que tu es le pire. »
- Complicité avec une assemblée : « Je tiens à prévenir toutes les personnes qui sont à cette table que la conversation de Patrick peut provoquer une certaine somnolence. »
- Fausse autodérision : *« Je suis aveugle, mais on trouve toujours plus malheureux que soi. J'aurais pu être noir. »* Ray Charles

Ce peuvent être aussi des mots qui blessent un adversaire car ils ont trait à :

- une difformité physique : « Quand on mesure 1,30 mètre, on a la colère discrète, Monsieur. »

.../...

.../...

- un manque d'intelligence : *« L'intelligence, c'est comme les parachutes. Quand on n'en a pas, on s'écrase. »* Pierre Desproges
- un manque de compétence : « Tu es bien le seul à croire en ton talent. » (Remplacer « talent » par une qualité évoquée par l'adversaire.)
- un comportement jugé inapproprié : « Ça ne te dérange pas de t'humilier en public ? »

Ou encore :

- face à un prix exagérément cher (sur le mode ironique) : « Deux millions ! C'est cadeau ! »
- devant un bide de l'autre : « Je te rappelle que le principe d'une blague, c'est de faire rire les gens. » Aux autres : « C'est pitoyable. »

Vous trouverez d'autres exemples de phrases dans le chapitre 5.

Quelle que soit la phrase adoptée, pour assurer sa portée vous aurez besoin d'un positionnement solide, d'un ancrage que vous irez puiser dans vos propres ressources.

À NOTER

Vous pouvez consulter ou déposer vos propres phases clés sur le blog bruno-adler.com, qui est alimenté par des échanges de lecteurs de l'ouvrage *Et si je supportais mieux les cons !* [5].

---

5. Bruno Adler, *Et si je supportais mieux les cons !, op. cit.*

■ Le pouvoir intérieur

Vous êtes-vous déjà essayé à placer un bon mot, une blague, une phrase qui tue ? Est-il arrivé que cela tombe à plat ? Même lorsque le texte était bon ? Si c'est le cas (cela m'est arrivé aussi), remémorez-vous l'un de ces douloureux souvenirs. Vous remarquerez que, souvent, le flop provenait bien plus de la forme que du fond.

Pour placer vos piques, vous aurez avantage à le faire avec force, tel l'archer qui vise un point invisible au-delà de sa cible, en étant solide sur vos points d'appui, en pleine possession de votre équilibre et de votre souffle. Votre voix et votre présence s'en trouveront transformées et percutantes.

> *« Donnez-moi un point d'appui*
> *et je soulèverai le monde. »*
> **Archimède**

Cette puissance se travaille, seul(e) devant votre miroir, à l'occasion d'interactions sans enjeu comme lorsque vous devez attirer l'attention d'un serveur ou, mieux encore, dans un atelier de théâtre.

EXERCICE

Du point d'appui *(the vantage point)*

1. Positionnez-vous sur vos deux pieds de façon « militaire », comme au garde-à-vous : bien droit, épaules en arrière, menton à 90 degrés, les deux pieds légèrement écartés de la largeur des hanches, les mains le long des cuisses.

.../...

…/…

2. Une fois stable dans cette posture, mettez un pied en avant, en prenant appui de tout votre poids sur la jambe avant.

3. Légèrement incliné en avant, déclamez vos prénom et nom à voix haute, fort, en essayant de sortir le son de façon articulée et fluide avec votre ventre, sans crier.

4. Revenez en arrière, en position initiale, toujours sur vos deux pieds, bien droit, presque rigide.

5. Reculez d'un pied en arrière, en appui sur votre jambe arrière, tout en restant stable et droit mais, cette fois, en basculant votre poids sur la jambe arrière.

6. De nouveau, avec du volume, dites à voix haute vos prénom et nom intelligiblement.

Sentez-vous une différence ? Quelle posture préférez-vous ?

Entraînez-vous à prendre le risque d'aller vers l'avant pour développer un volume à bonne portée, en élan sur votre jambe d'appui, plutôt qu'en retrait par confort.

Pour que la posture physique soit significative pour vous, et surtout pour qu'elle soit perçue de l'extérieur, vous devez au préalable travailler l'essence même de votre énergie : votre respiration. Selon que celle-ci soit fluide ou retenue, complète ou hachurée, la portée de votre voix et de votre corps sera ferme ou molle. Il existe de nombreuses disciplines, le plus souvent orientales, pour travailler sa respiration. Je vous présente ci-après une technique simple que vous pourrez perfectionner en vous inscrivant à des cours de sophrologie, de yoga, de zazen, ou même à certains cours de théâtre, de chant, d'arts martiaux ou autres disciplines sportives.

De respiration en position assise

1. Installez-vous confortablement sur une chaise ou un fauteuil.

- Les pieds sont bien à plat au sol.

- Le dos est bien droit (imaginez qu'un fil invisible venant du ciel passe par le sommet de votre crâne, descende le long de votre colonne vertébrale pour aller jusqu'au plus profond du sol).

- Les avant-bras sont posés sur les accoudoirs (ou vos mains sont posées sur vos cuisses).

2. Prenez contact avec votre respiration.

- Fermez les yeux pour être à l'écoute de votre corps.

- Identifiez les sensations que provoque votre respiration (mouvements du thorax et de l'abdomen, l'air qui passe par vos narines ou votre bouche, la circulation de l'air à l'inspiration comme à l'expiration...).

- Restez ainsi une bonne minute en pleine conscience de votre respiration.

3. Adoptez une respiration abdominale (vous pouvez vous aider en posant une main sur le ventre et en imaginant un ballon de baudruche qui se gonfle et se dégonfle).

- Inspirez lentement en gonflant le bas des poumons.

- Gardez un petit temps d'arrêt en apnée.

- Expirez doucement jusqu'au bout de votre souffle.

- Nouveau petit temps d'arrêt pour bien sentir ce qui se passe dans votre corps.

- Reproduisez cette étape au même rythme pendant au moins 10 respirations.

.../...

…/…

4. Maintenez un rythme tranquille.

• Laissez votre respiration revenir en mode automatique.

• Prenez conscience de votre état intérieur.

• Ouvrez les yeux.

• Conservez une respiration si possible abdominale.

• Déplacez-vous en goûtant votre présence dans l'espace.

• Mémorisez bien cet état pour le retrouver en situation de combat.

Cet exercice a pour objectif de vous faire prendre conscience de l'état de présence que vous pouvez avoir grâce à une pleine respiration. Il s'agira de le reproduire régulièrement pour pouvoir retrouver spontanément l'état de présence désiré en vous contentant d'adopter sur commande une respiration abdominale à un rythme normal.

CONSEIL 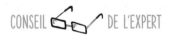 DE L'EXPERT

Si le stress est trop fort, couper sa respiration

Vous pouvez vous retrouver dans des situations où la colère ou la peur vous amèneront à avoir une respiration décalée ou rapide. Il vous sera alors difficile d'adopter la respiration abdominale. Dans ce cas, utilisez le système de secours qui abaissera obligatoirement votre rythme cardiaque. Coupez votre respiration quelques secondes, de façon à ce que la tension s'abaisse. Vous pourrez ensuite adopter une respiration abdominale.

■ Le *lift* imbattable

Face à l'argumentaire d'une personne de pouvoir sourde à vos propos, il ne vous sera pas possible de défendre vos arguments, la décision revenant à celui qui a le statut de dirigeant, lequel ne jugera pas nécessaire d'envisager obtenir un autre avis que le sien. Ne pouvant lutter à armes inégales, il vous reste la possibilité de montrer votre désapprobation d'une simple phrase.

Ainsi, à l'occasion d'une réunion d'un comité de direction, le directeur général de l'entreprise contra avec force arguments l'avis de la majorité de son staff. À l'issue de sa longue litanie, l'un des directeurs lui répondit d'un ton sardonique : « Oui, chef ! » Sa réponse clôtura la discussion tout en laissant planer le doute sur la pertinence de l'argument du DG. Si son subordonné avait répondu : « Je ne suis pas du tout d'accord, je me range à ton avis parce que tu es le DG, mais je reste persuadé que ma position est la bonne », son boss serait reparti de plus belle dans son argumentation.

 BON À SAVOIR

**Se positionner sans relancer le débat
par une désapprobation inversée**

Dans les situations où, clairement, vous n'avez pas le pouvoir ni l'envie d'argumenter sans fin, il peut être plus efficace de stopper l'échange par une approbation verbale, en usant d'un ton qui illustre à la fois votre désaccord et votre indifférence au débat. Les phrases « stop » les plus courantes sont : « Oui, chef ! », « Tu as raison », « Si tu le dis ».

> Attention ! Si cette approche a l'avantage de stopper la discussion tout en montrant votre désaccord, elle a pour conséquence d'agacer votre contradicteur. Et peut le mettre en porte-à-faux vis-à-vis des autres personnes présentes. S'il en a le pouvoir, il aura certainement envie de se venger lorsque l'occasion se présentera.

C'est ainsi que le président Barack Obama, se présentant à une tribune avec une malencontreuse tache de rouge à lèvres sur sa chemise, annihile avec brio les inévitables ragots à venir : *« Je voudrais commencer par remercier tout le monde pour l'incroyable et chaleureux accueil que j'ai reçu ce soir. Un signe de cette chaleur est d'ailleurs cette trace de rouge à lèvres sur mon col »*, déclare-t-il en pointant sa chemise du doigt. *« Je crois bien que je connais la coupable ! »*, affirme alors le président. *« Où est Jessica Sanchez* [une ancienne candidate de l'émission de télécrochet *American Idol*] *? Non, ce n'était pas Jessica, c'était sa tante ! Regarde, tata, ce que tu as fait ! »* s'exclame alors le Président, provoquant les rires de l'assemblée. *« Je veux que tout le monde soit témoin. Je ne veux pas avoir d'ennuis avec Michelle. C'est pourquoi je donne votre nom devant tout le monde »*, conclut-il.

■ Tom et Jerry

Parmi les hommes ou les femmes de pouvoir (ou ayant l'illusion de l'avoir), certains se délectent de pouvoir coincer leurs collaborateurs, collègues ou prestataires. On retrouve chez eux l'attitude du chat qui joue avec une souris avant de lui asséner le coup fatal. Leur technique courante consiste à mettre en situation de défense leur interlocuteur en posant une question piège du type : « Es-tu fier de ce travail ? » La tension que génère cette phrase posée sur un ton inquisiteur empêche leur proie de trouver de bonnes répliques, d'autant que la question piège n'a rien de factuel. Pour ne pas entrer dans ce jeu, déplacez le sujet, ne parlez pas de votre satisfaction ou de vos doutes, mais ramenez votre interlocuteur sur du factuel, ou renvoyez-lui la question. Par exemple : « Que veux-tu me dire précisément ? », « Je ne comprends pas le sens de ton propos », ou « Si tu as une remarque à me faire, vas-y, ose te lancer », « N'aie pas peur de me dire ce que tu penses. Si tu es factuel, je pourrai en tenir compte. »

◼ Le troisième homme

Il arrive qu'un tiers s'immisce et donne son avis (qui est souvent différent du vôtre) au milieu d'un échange à deux, ou bien souligne une erreur de votre part. Cette approche déroutante pour les deux premiers interlocuteurs est souvent utilisée par les manipulateurs pour imposer leur point de vue ou tout simplement pour casser l'échange qui se transforme alors en débat houleux et stérile.

Comment ne pas se retrouver déstabilisé par un interlocuteur qui parasite l'échange ? Recadrez immédiatement l'importun en affirmant votre volonté de prolonger sereinement votre échange à deux. Vous pourrez éventuellement assouplir votre affirmation en lui proposant de se positionner à l'issue de l'échange que vous souhaitez poursuivre. En lui disant par exemple : « Ce n'est pas possible d'être deux à donner des conseils, cela crée de la confusion. Je préfère que tu me laisses terminer mon entretien… »

Nous recourons à ce principe lors de nos animations de groupe en formation relationnelle, quand des participants au profil dominant tentent d'asséner leur vérité, ou de « définir » un autre participant qui s'ouvre au groupe sur une problématique personnelle. Notre rôle de formateur, garant d'un climat de bienveillance dans le groupe, nous permet de couper court à ce genre de comportement destructeur. La personne qui intervient se positionne parfois inconsciemment en « sauveteur » ou en « attaquant[6] », en essayant de rétablir un équilibre dans sa vision du monde. Vous pourrez lui suggérer fermement : « Laisse Untel s'exprimer librement sans le "définir", tu pourras ensuite parler de ton expérience ou nous exposer ta vision des choses. »

■ Se nourrir de la défaite

Tout comme chacun d'entre nous, vous avez sans doute subi des défaites. Vous vous êtes certainement dit alors : « J'aurais dû dire... ou faire... ou ne rien dire ou ne rien faire. » La machine à ruminer fait son travail de sape en vous injectant une dose de frousse supplémentaire.

Vous me direz peut-être : « Et alors ? Il faut que j'oublie pour être tranquille ? »

Bien au contraire, profitez de vos défaites. Ce sont de mauvaises maîtresses, mais de bonnes conseillères. Pour cesser de ruminer, il vous faudra extérioriser votre ressentiment. Je vous recommande de retranscrire par écrit les situations qui vous ont particulièrement marqué. Vous en retirerez l'avantage de structurer votre pensée et de mieux

---

6. Inspiré du triangle de Karpman où, dans les conflits, chacun peut choisir de jouer alternativement le rôle de persécuteur, de sauveteur ou de victime.

identifier ce qui s'est dit ou passé. Vous voilà avec une belle situation de test pour laquelle vous allez pouvoir imaginer objectivement ce que vous auriez pu dire, jusqu'à ce que vous trouviez une attaque à laquelle vous serez sûr que votre adversaire n'aurait pas su répondre. Demandez-vous ce qui l'aurait le plus atteint. N'hésitez pas à rechercher des phrases touchant au physique, à l'âge, au statut (vous trouverez quelques tirades dans le chapitre 5).

Ainsi serez-vous prêt pour les combats suivants.

ET POURQUOI CHANGER ?

■ « Et si l'autre est plus fort que moi ? »

C'est sans doute parce que vous lui donnez beaucoup de pouvoir ! Vous trouverez un excellent antidote dans le film *Oui, mais...*[7], où le psy (joué par Gérard Jugnot) entraîne l'ado (Émilie Dequenne) à exagérer un reproche :

« — Tu es une chichiteuse.

— Non, je ne suis pas une chichiteuse, je suis une pimbêche.

— Une petite pimbêche ou une grosse pimbêche ?

— Je suis la plus grosse pimbêche du monde. »

Par ailleurs, il conseille à sa jeune patiente d'éviter d'employer le « non parce que » en justification, et de le remplacer par le « même que » d'assurance...

---

7. *Oui, mais...*, film écrit et réalisé en 2000 par Yves Lavandier.

Écoutez votre peur. Elle vous permet d'identifier que vous ne vous sentez pas prêt à l'attaque. Allez jusqu'au bout de celle-ci en vous demandant ce que vous craignez précisément chez l'autre, quel est son pouvoir réel sur vous. Mettez aussi en balance ce à quoi vous risquez de ne pas savoir rétorquer. La peur est liée à l'imaginaire. En vous projetant et en déroulant ce qui se trouve derrière la peur, vous prendrez conscience qu'elle constitue un frein imaginaire qui n'a pas sa place dans la réalité. Vous vous sentirez alors plus apte à passer à l'action.

Prenons un exemple. Gaëlle me dit qu'elle perd patience avec son adolescent parce qu'il ne veut pas passer sous la douche pour se laver le matin. Je lui réponds : « Qu'est-ce qui te contrarie vraiment ? » Après approfondissement, et en déroulant les peurs de ce qui pourrait se produire, nous en arrivons à la conclusion que ce n'est pas tant le fait que son fils sente mauvais qui lui pose problème, mais plutôt la honte qu'elle ressent d'être la mère d'un adolescent qui se laisse aller et sa crainte que les autres personnes puissent l'assimiler à un clochard.

Je lui demande d'imaginer voir un vrai clochard dans la rue, puis de regarder son fils, qui est plutôt beau garçon et sûr de lui. En le regardant, elle fait un mouvement sec de la tête en arrière, recule d'un pas et, légèrement déstabilisée, réalise que sa peur n'est pas la réalité. Comme la PNL[8] nous l'enseigne, la carte n'est pas le territoire.

Un adolescent qui sent mauvais ne devient pas un clochard. Dans ce raccourci, c'est la peur qui se manifeste en nous déconnectant de la réalité, et c'est la peur qui nous empêche

---

8. Programmation neurolinguistique, NLP en anglais, élaborée par Richard Bandler et John Grinder dans les années 1970, aux États-Unis.

parfois d'établir un vrai dialogue avec des demandes claires, rationnelles et non émotionnelles.

■ « Il pourrait se venger »

Il faut un minimum de combativité pour répondre du tac au tac. Le retour de manivelle fait partie du jeu. Apprendre à avoir de la repartie demande une certaine souplesse, de l'esquive et une aptitude à encaisser les attaques relationnelles. Comme pour tout entraînement à une compétition, il vous faudra laisser orgueil et vanité au vestiaire. À vouloir préserver intact votre ego ou votre honneur, vous tituberez. Vous allez avoir besoin d'entraînement, de partenaires et de temps. C'est ce qui va vous rendre plus prompt à esquiver, pour ensuite faire mouche. Savoir que votre adversaire voudra se venger vous donne l'avantage, non seulement de rester sur vos gardes, mais aussi de vous préparer au combat suivant. Ainsi n'y aura-t-il pas d'effet de surprise qui pourrait vous déstabiliser.

■ « Je risque de le blesser »

Oui, c'est le choix que prend le guerrier avec ses baffes verbales. N'ayant pas de logis dans le monde des Bisounours[9], il vous faudra accepter un principe d'équilibre incontournable : *« Pour répondre à mon besoin d'affirmation, je dois renoncer à mon besoin d'approbation*[10]. *»*

---

9. Les Bisounours *(the Care Bears)* sont une ligne américaine de jouets en peluche, populaires dans les années 1980. Par extension, le « monde des Bisounours » désigne un monde utopique où certains leaders vont cueillir les solutions qui inspirent leurs discours politiques.
10. Enseignement de Jacques Salomé, souvent repris par des managers en prise de poste.

Je ne peux pas à la fois stopper un adversaire et attendre qu'il apprécie mon coup. Ou alors nous sommes dans un jeu et il s'agit d'une situation à enjeu que nous verrons au chapitre suivant.

ESSAYEZ QUAND MÊME

■ Chatter avec des amis sur Facebook

Vous pouvez vous entraîner à quelques saillies et guetter les *« like »* sur les bons mots en vous limitant à un cercle choisi. Facebook et les autres réseaux sociaux sont une bonne aire d'entraînement aux petites phrases pour faire rire. L'un de mes amis poste chaque jour sur son statut une nouvelle phrase de son cru ou inspirée. Il recueille ses *« like »* du matin qui lui font passer une bonne journée.

Attention malgré tout aux débordements. Un ado, aussi plaisantin que son père, inscrivit un jour sur son mur Facebook : « RIP Papa.[11] » Les premiers amis du père qui découvrirent cette inscription s'alertèrent aussitôt de ce qui était arrivé à leur proche sans tenir compte de la date (le 1er avril). Il y eut beaucoup d'émoi et d'engueulades pour ce qui, au départ, n'était que l'intention d'une blague. Mais peut-être était-ce le signe inconscient de la libération publique du jeune homme vis-à-vis de son géniteur ?

---

11. RIP : *Rest in Peace* (repose en paix), inscription courante sur les tombes anglo-saxonnes.

■ Twitter : les oiseaux inspirent !

Twitter est un monde virtuel très réactif sur l'actualité avec des « *hashtags* » mots-clés d'une efficacité redoutable. C'est un exercice de style dans le milieu des réseaux sociaux. La consigne : vous disposez de 140 caractères pour faire mouche. Parfait pour s'entraîner à être concis. Comme dans un exercice d'écriture ou d'improvisation, c'est le premier jet qui compte. Ravalez le génie de vos saillies manquées si la communication orale n'est pas trop votre truc, et valorisez votre approche critique et humoristique par l'écriture.

> *Prenez un mot prenez-en deux*
> *faites-les cuir' comme des œufs*
> *prenez un petit bout de sens*
> *puis un grand morceau d'innocence*
> *faites chauffer à petit feu*
> *au petit feu de la technique*
> *versez la sauce énigmatique*
> *saupoudrez de quelques étoiles*
> *poivrez et mettez les voiles*
> *Où voulez-vous donc en venir ?*
> *À écrire vraiment ? À écrire ?*
>
> **Raymond Queneau**

Je vous invite à créer un compte, si ce n'est pas déjà fait, et à aller retweeter les répliques pertinentes des différents « tweetos » reconnus sur la Toile. Lancez-vous sans complexes dans vos premiers tweets. Contrairement à Facebook, où chaque mot est sous la juridiction contrôlée de l'auditoire des amis ou de la famille, ici vous pouvez vous lâcher. L'exercice n'a pas pour objectif de vous rendre excellent dès le début, mais de vous faire rebondir le plus vite possible. C'est un jeu dans lequel chacun trouve son compte et force son esprit à exprimer sa pensée avec un nombre restreint de caractères. Quelques comptes Twitter à visiter (soyez *follower* !) : @Bernardpivot1 ; @TheFunnyTeens ; @TheEllenShow ; @BarackObama.

■ Le mot qui tue

Vous avez au moins deux moyens d'atteindre directement un adversaire, soit en dévoilant l'intention cachée de ses attaques, soit en réveillant chez lui un complexe (lié à son physique, son âge, son intelligence, son statut, sa culture...). En bon chasseur, vous prendrez le temps de préparer vos armes et votre tir pour faire mouche à coup sûr.

La balle en plein cœur

Dans certaines occasions, vous aurez intérêt à couper définitivement la chique à un adversaire, à l'atteindre sans qu'il se sente capable de rétorquer en attendant, pour cela, patiemment le bon moment.

En bon *sniper,* vous atteindrez votre cible en plein cœur au bon moment, en respectant les étapes suivantes.

1. Choisir l'angle de tir : détectez l'intention réelle de votre ennemi.

2. Se placer en position de tir : préparez une série de phrases courtes révélant cette intention.

3. Viser et garder l'ennemi en ligne de mire : patientez pour choisir le moment opportun où vous formulerez votre phrase en public.

4. Tirer : assenez avec assurance votre mot ou phrase qui tue au moment choisi.

La flèche empoisonnée

Nos complexes d'infériorité sont de vraies plaies. Nous redoutons d'y être confrontés (encore la peur !) et soulignons rarement aux vanneurs que nous sommes blessés par leurs propos volontairement ou non offensants. Ce qui est vrai pour vous l'est aussi pour vos ennemis. Sachez donc trouver la faille de votre rival. Soyez observateur de ses réactions lors d'attaques d'autres personnes plus puissantes. Vous remarquerez un rire jaune, une rougeur, un mouvement de recul, un battement de cils ou un autre geste de gêne, et même une réaction de fuite ; toute attitude démontrant la difficulté à encaisser. Vous pourrez également distinguer la volonté de camoufler ce qu'une personne considère comme une tare : des vêtements amples ou foncés pour s'amincir ; des talons hauts pour se rehausser ; des fards, des habits « branchés » ou un phrasé « djeuns » pour se rajeunir ; ou, au contraire, une barbe, de fausses lunettes ou des habits austères pour se vieillir...

La façon de se positionner par rapport à d'autres personnes, voire de les dénigrer, peut être révélatrice de complexes non assumés (« Avec toutes ces années d'études... », « Plus on est grand, plus on est bête », « Elle n'a qu'à remuer un peu l'arrière-train... »). Si ces phrases sont répétées, elles vous révéleront un complexe que vous n'aurez plus qu'à « cueillir ». Faites-vous confiance ; si vous sortez un mot qui touche à ce complexe, vous déclencherez chez l'autre un mutisme, des mots embrouillés ou une colère maladroite. Chaque fois que l'importun vous rencontrera, il retrouvera intérieurement la douleur de la flèche envoyée. Si jamais il l'oubliait, vous n'auriez qu'à la faire tourner d'un petit tour.

Exemple : après une réunion, un participant dont l'enthousiasme est tellement absent que son discours donne envie de prendre la fuite vient me parler de ses impressions. Je n'entends qu'une liste de difficultés monotones concernant le projet. Ne se voyant pas lui-même sombrer dans une communication négative et récurrente, je lui coupe la parole en visant l'intention du comportement, plutôt que le fond du sujet et lui dis : « Mais d'où te vient ce sens inné de la joie ? »

■ Une bonne recette de cuisine : décongeler avec du réchauffé

Ça sent le brûlé ! La cocotte qui est en face de vous est bouillonnante. Vous manquez de temps et d'ingrédients pour élaborer une recette qui renversera la vapeur. Comment, alors, marcher sur des œufs sans vous prendre le chou, tout en faisant mijoter votre interlocuteur ?

La cuisine est un art qui demande un geste précis, de la fantaisie et un goût certain pour l'audace. Prenez la recette d'un « vol-au-vent ». Contrairement aux « soupes au lait », elle nécessite de la pratique et un soupçon de savoir-faire, comme de savoir mettre un peu de vinaigre dans son eau. Ce qui permettra aux œufs (comme ceux de votre interlocuteur) de se contracter lorsqu'ils seront mis en contact avec l'acidité du milieu dans lequel ils cuisent.

La recette du bon mot

1. Choisissez bien les ingrédients

Lorsque les échanges fusent à couteaux aiguisés, faites votre marché en piquant dans les étalages, au passage, les remarques qui font mouche ; préparez-vous des « *doggy bags* ».

2. Réservez

Stockez dans une chambre froide les répliques et les accroches que vous trouvez pertinentes ou que les autres trouvent amusantes, et qui fonctionnent. Ces en-cas vous permettront d'être efficace face aux imprévus. À conserver au frigo dans des « Tupperware » ou un « sac fraîcheur » pour garder la tête froide, le cœur chaud et la langue qui pique.

3. Jetez les reparties prêtes à servir

Lancez les répliques alors dites « réchauffées » pour entrer tout de suite dans l'action lorsque cela sera nécessaire.

Déjà toutes prêtes, elles pourront vous servir à décongeler rapidement une situation que vous réchaufferez aux petits oignons et à feu doux. Cependant, même si, pour cuisiner une poule au pot, le four à micro-ondes est pratique, il n'est pas synonyme de bon goût. Utilisez le réchauffé avec parcimonie et restez inventif en piochant ici et là des produits frais qui donneront du corps et de la saveur.

Vous trouverez des ingrédients de qualité pour concocter des répliques mordantes dans le chapitre 5.

> *« La vengeance est un plat*
> *qui gagne à être mangé froid. »*
> **Wilhelm Wander**

Ainsi Patrick Timsit[12] prend-il souvent des répliques de son spectacle qu'il glisse comme réponse pour agrémenter ses interviews télévisées ou radio. Effet et efficacité immédiats. De même, ses confrères humoristes rodent leurs spectacles dans de petites salles, afin de retenir les effets les plus percutants pour les placer ensuite dans les spectacles filmés.

■ Porter la peur au bout de son sabre

Cette intéressante métaphore, citée plus haut, mérite d'être détaillée. La clé, pour aller au combat avec courage, c'est de savoir dépasser ses peurs. Or, dans les combats où il n'y a pas de danger physique, il s'agit avant tout de transformer en élan ce qui vous inhibe ou vous restreint. Pour cela, appliquez ce principe enseigné par Jacques Salomé[13] : *« Derrière toute peur, il y a un désir[14]. »*

Voici un extrait de *Si je m'écoutais... je m'entendrais*[15] :

« Chaque désir engendre des peurs plus ou moins paralysantes ou inhibitrices, importantes, profondes, conscientes et inconscientes.

Il est possible de reformuler une peur en exprimant le désir ou le besoin qui en est à l'origine.

---

12. Patrick Timsit est un acteur, réalisateur et humoriste français.
13. Jaques Salomé est psychosociologue, formateur, écrivain et poète.
14. Site officiel de Jacques Salomé : http://www.j-salome.com/02-methode/0201-communiquer/211-concepts-6.htm.
15. Jacques Salomé et Sylvie Galland, *Si je m'écoutais... je m'entendrais*, Les Éditions de l'Homme, 1990.

Les peurs sont liées à des ressentis négatifs :

- *corporels (sentiment de vulnérabilité, de faiblesse) ;*
- *qui ont trait à l'image de soi (dévalorisation) ;*
- *en relation avec le pouvoir, la domination, l'abandon (sentiment d'impuissance, difficulté à trouver sa place) ;*
- *qui ont trait à des interdits (culturels, religieux ou ethniques).*

Les peurs non exprimées vont être à l'origine de beaucoup d'agressivité. Elles engendrent les multiples langages de la violence. »

EXERCICE

Transformer ses peurs en désirs

Prenez en exemple une attaque que vous envisagez avec réticence, ou remémorez-vous une situation où vous avez craint de vous positionner.

Identifiez la peur qui s'y rattache. Demandez-vous alors quel désir profond attise cette peur.

Quelques exemples de peurs à transformer en désirs :

- peur d'échouer = désir de réussir ;
- peur d'être ridicule = désir de briller ;
- peur de la réplique de l'autre = désir de coincer l'autre ;
- peur de faire rire à vos dépens = désir de faire rire aux dépens de l'autre.

Ces désirs ne pourront pas être satisfaits par l'inhibition. C'est en visant votre désir que vous transformerez votre inhibition en énergie volontaire. Prenez le temps de le visualiser avant le combat afin qu'il soit bien présent au moment de l'attaque.

■ La botte de Cyrano

On ne peut évoquer l'art de la réplique sans citer le célèbre chevalier : *« Ah ! Non ! C'est un peu court, jeune homme ! On pouvait dire... oh ! Dieu ! Bien des choses en somme. [...] "Moi, Monsieur, si j'avais un tel nez, il faudrait sur-le-champ que je me l'amputasse !" Amical : "Mais il doit tremper dans votre tasse : pour boire, faites-vous fabriquer un hanap !" Descriptif : "C'est un roc ! C'est un pic... c'est un cap ! Que dis-je, c'est un cap ? C'est une péninsule !" [...] Voilà ce qu'à peu près, mon cher, vous m'auriez dit si vous aviez un peu de lettres et d'esprit*[16]. *»*

Cette fameuse « tirade du nez », délectable au théâtre, ne tiendrait pas dans la vraie vie car il serait impossible de tenir si longtemps en haleine un entourage non conquis. Vos répliques ont intérêt à être courtes et percutantes. Mais le principe de base reste tout autant valable. Appliquer le fameux : « Si vous aviez un peu de lettres et d'esprit » qui, insidieusement, casse le présumé bon mot du fâcheux, appuyé par toute une litanie de descriptions amusantes de la difformité évoquée que son adversaire n'aura pas pris le soin de préparer, pour finir par une provocation : *« Mais d'esprit, ô le plus lamentable des êtres, vous n'en eûtes jamais un atome, et de lettres vous n'avez que les trois qui forment le mot : sot ! [...] Je me les sers moi-même* [les plaisanteries] *avec assez de verve, mais je ne permets pas qu'un autre me les serve*[17]. *»*

---

16. *Cyrano de Bergerac*, pièce de théâtre écrite par Edmond Rostand en 1897.
17. *Ibid.*

CONSEIL 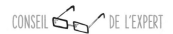 DE L'EXPERT

**Trois étapes
pour remporter la victoire**

1. Amorcer l'attaque par une petite phrase réductrice de la critique.
2. Puis énoncer d'habiles autocritiques amusantes.
3. Provoquer l'émetteur de la critique en doutant qu'il fasse mieux.

Les attaques sur des particularités physiques sont aisées à anticiper. Vous pourrez donc retenir sur vous des formules amusantes pour contrer les malintentionnés malotrus. C'est un jeu aux multiples atouts : vous démontrerez un esprit d'imagination supérieur à celui de l'importun en faisant preuve d'autodérision et clôturerez en montrant que vous ne craignez personne. Provoquez votre adversaire en fin de déroulé, il n'aura pas eu le temps de préparer quoi que ce soit.

Le plus jeune fils de Philippe tenta un jour de provoquer son géniteur en se moquant de sa tonsure qu'il nomma « trou dans la tête ». Le père rétorqua à l'impertinent qu'à son âge, il avait les mêmes beaux cheveux bouclés que lui et qu'il risquait fort de se retrouver avec la même coupe que ses aïeux. Depuis, à chaque évocation de la tonsure du père, les aînés rappellent au cadet la fatalité héréditaire qui le guette.

*« Le cheveu rare, ça donne l'air intellectuel,
à défaut d'être intelligent. »*
Anne Roumanoff

◼ La feinte et l'esquive

Le questionnement est une habile manière de remettre face à la réalité un interlocuteur impétueux. S'il garde la forme du respect, voire de la naïveté, il peut stimuler le processus de prise de conscience et permettre l'évolution de l'autre vers une introspection salutaire ou, pour le moins, convaincre un auditoire que les propos de votre contradicteur ne sont pas fondés.

Le principe consiste à ne pas s'opposer à l'avis contraire d'un adversaire mais, à l'inverse, à le questionner pour lui permettre d'approfondir son affirmation.

« — La terre est plate !

— Ah oui ? Comment avez-vous découvert cela ? Vous en avez vu l'extrémité ? Qu'y a-t-il au bout ? Vous pourriez me montrer des images du ciel ? »

Vous pouvez aussi faire comme si vous n'aviez pas entendu, et vous exprimer sans tenir compte de ce qu'a dit votre interlocuteur. Surtout, ne restez pas silencieux. On pourrait penser, à juste titre, que vous évitez le combat.

C'est une bonne stratégie que de répondre à côté de l'attaque de l'importun en le prenant au dépourvu puis, une fois qu'il reste coi, de garder la main et de revenir sur des échanges factuels. Cela vous évitera de tomber dans le travers de la justification qui apparaît souvent comme un signe de faiblesse.

Par exemple, à l'attaque : « Vous n'êtes pas capable de livrer le service que l'on attend de vous », vous pouvez feindre d'entendre la phrase sans les négations et répondre : « Vous avez raison, nous sommes très attachés à fournir un service de qualité. Je n'arrête pas de le répéter à mes collaborateurs, et cela me fait bien plaisir que vous le constatiez » ou : « Bien, et si nous faisions, maintenant, l'inventaire des points restant à traiter ? »

Vous pouvez enfin montrer malicieusement que vous avez entendu, mais que, selon vous, le propos ne mérite pas une réponse sérieuse : « Qu'avez-vous compris de nos accords contractuels ? », « J'ai bien peur que vous vous attendiez à recevoir une Rolls après avoir commandé une 2 CV. »

CONSEIL 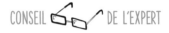 DE L'EXPERT

Pour maintenir le cap, n'écoutez pas les autres !

Tout dépend de votre objectif. En mode guerrier, un bon interviewer n'écoute pas l'autre. Focalisé sur son objectif, il est persévérant, voire obtus, face à son interlocuteur pour ne pas se laisser « emmener » par son discours et lui damer le pion.

« J'ai l'esprit large et je n'admets pas que l'on dise le contraire. »
Coluche

Cette approche de la feinte ou de l'esquive peut être liée à une noble intention. Jouer avec les mots, s'amuser de leurs nuances ou se moquer des sabirs intellectuels ou psy est, pour Jean-Loup Chiflet, une méthode pédagogique. Celle de nous rendre attentifs au langage, par plaisir. Chroniqueur à France Inter et auteur de nombreux livres, il pratique l'art de la repartie à double détente : en esquive, puis en attaque. Ainsi dit-il : *« J'aime déstabiliser, sans jamais être méchant[18]. »*

---

18. Interview de Jean-Loup Chiflet dans *Psychologies Magazine*, avril 2001.

À la question : « Avez-vous le sens de la repartie ? », il répond : *« Je suis capable de perdre mes moyens. Pour me donner le temps de réfléchir, je me protège d'une pirouette qui détend l'atmosphère et n'a souvent rien à voir avec les propos de mon adversaire. Différer la bonne réplique me permet d'ajuster mon tir*[19]. *»*

■ L'homme à terre

À NOTER

Certains guerriers pourraient « tuer » père et mère juste pour avoir un bon mot.

Quelle que soit l'arme que vous choisirez pour mettre à terre votre adversaire, je vous recommande, vis-à-vis de l'auditoire, de rester fair-play et de ne pas enfoncer trop le clou ; si votre attaquant est humilié, vous perdrez vos lauriers tout juste acquis.

Félicitez-vous intérieurement d'avoir vaincu vos craintes et votre petite voix intérieure négative grâce, sans doute, à une préparation et un entraînement efficaces.

Ces qualités, vous pouvez aussi les acquérir en vous entraî-nant non pour combattre, mais pour vous amuser. C'est ce que vous allez découvrir dans le chapitre suivant : lâchons la colère du guerrier sans peur pour partager la joie du joueur impertinent.

---

19. *Ibid.*

QUE RETENIR
DE TOUT CELA ?

- Aller au combat avec l'âme du guerrier.
- Fourbir ses armes avant le combat.
- S'entraîner en augmentant progressivement la prise de risques.
- Mener des attaques rapides sans états d'âme.
- Rester fair-play.

CHAPITRE 3

LE JOUEUR IMPERTINENT

Il est possible de croiser le fer pour s'offrir un plaisir partagé avec un partenaire, plutôt qu'un adversaire. Le jeu comporte des risques — blesser l'autre, perdre la face ou paraître trop léger. Nous allons voir comment il est possible de ferrailler sans danger avec un esprit à la fois bienveillant, joueur et léger.

'autre jour, j'ai pu éviter d'être verbalisé par un motard renfrogné qui m'a interpellé alors que je circulais sur une voie de bus. Lors du contrôle, il me demanda, provocateur : « Avez-vous lu votre permis ? » Comprenant qu'il voulait établir sa supériorité en me signalant que je ne l'avais pas signé, je lui répondis : « Pourquoi, il y a une faute d'orthographe ? » Surpris, il rit de bon cœur en annonçant à son collègue : « Alors celle-là, on ne me l'avait jamais faite ! » Je suis sorti du rapport dominant/dominé pour accéder à la complicité des enfants rieurs.

Jongler avec les mots, se draper d'humour sont des jeux courtois qui nous offrent de partager de la joie et de séduire une belle, un galant et même un auditoire.

> *« Je n'ai jamais rencontré quelqu'un*
> *d'aussi drôle que moi de toute ma vie. »*
> **Laurent Baffie, interviewé pour**
> ***Et si je répondais du tac au tac !***[1]

Jouer, c'est aussi l'occasion de s'entraîner à faire mouche sans risque pour développer l'agilité dont le guerrier aura besoin lors des luttes réelles. Ainsi, de nombreux sports ou arts martiaux sont pratiqués par plaisir dans le respect de l'adversaire, tout en développant les réflexes indispensables au combat.

---

1. Lecteur, si tu lis cette note, même si j'ai confiance en toi, je m'inquiète de tes capacités de mémorisation ; c'est le titre du livre que tu tiens dans les mains.

C'est, en outre, un bon moyen de désamorcer des situations tendues pour les transformer en plaisant échange.

Parmi les échanges, voici un exemple de flegme anglais à suivre sur Twitter, sur le compte de James Blunt, artiste incontesté de la pop anglaise et pourtant parfois malmené dans les propos des tweetos.

> Attaque de @chickenoriental : *« Je dois être l'une des deux seules personnes qui aiment sincèrement toutes les chansons de James Blunt. L'autre personne étant James Blunt lui-même. »*
>
> Réponse de @JamesBlunt : *« Non, tu es la seule. »*
>
> @AltySi : *« Je n'arrive pas à m'exprimer pour dire combien je déteste James Blunt. »*
>
> @JamesBlunt : *« Essaye de chanter. »*
>
> @AlastairBroon : *« Chaque fois que James Blunt ouvre la bouche, j'ai envie de le frapper. »*
>
> @JamesBlunt : *« Content que tu ne sois pas mon dentiste. »*
>
> @Hsimmson : *« Sur une échelle de 1 à 10, à quel point c'est gay d'aimer la nouvelle chanson de James Blunt ? »*
>
> @JamesBlunt : *« Celle-ci vaut un 11. »*
>
> @blackeyelined : *« Qui est le plus gros connard : James Blunt ou Robin Thicke ? »*
>
> @JamesBlunt : *« Moi ! Moi ! Choisissez-moi ! »*
>
> @GenCassista : *« Est-ce que quelqu'un se soucie encore de James Blunt ? »*
>
> @JamesBlunt : *« Merci de demander. »*

@McKym : « *James Blunt est un con.* »

@JamesBlunt : « *Je vois que tu fais carrière dans la poésie.* »

@MigsterMMA : « *Oh mon Dieu ! James Blunt vient de sortir un nouvel album. Peut-il arriver quelque chose de pire ?* »

@JamesBlunt : « *Oui. Il pourrait commencer à te tweeter.* »

Ainsi, vous pouvez apprendre à rire des autres et de vous-même en cultivant l'enthousiasme d'un bon mot, tout en préservant votre estime et votre confiance en vous.

Le duel était jadis un combat par les armes soumis à des règles précises, qui opposait deux adversaires, l'un demandant à l'autre réparation d'une offense ou d'un tort. Le « guerrier » s'affirmera par un duel à outrance, entraînant la mort (physique ou symbolique) de l'adversaire. *A contrario*, le « joueur » entrera dans un duel « de plaisance », c'est-à-dire pour « amuser la galerie », se plaisant à fixer les « touches »... C'est cet esprit de jeu que je vous propose de pratiquer.

Depuis plus de dix ans, je goûte au plaisir de jouer aux échecs avec mon ami Jean-Marie qui, généralement, me bat. Lors de nos premières parties, il m'a donné des clés de stratégie et, à chaque fin de partie, nous commentions ce qui avait conduit l'un à la victoire et l'autre à la défaite. Ces moments d'intelligence partagés me laissent le souvenir d'un échange amical et instructif. J'ai ainsi rapidement progressé dans mon jeu et suis maintenant en mesure de mettre « mat » mon maître et d'autres partenaires. Notre but à tous deux est bien le plaisir de jouer, et non d'abattre l'autre. Je goûte avec ce même ami au jeu de la joute verbale, pour le plaisir du mot sans jamais céder à l'envie de « réduire à néant » mon opposant.

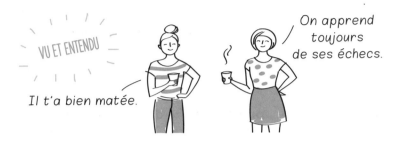

VU ET ENTENDU

Il t'a bien matée.

On apprend toujours de ses échecs.

LES CLÉS POUR CHANGER

◼ De l'humour en finesse

Dans nos rapports avec les autres, le jeu de séduction est souvent présent. Je ne vous parlerai pas ici de relooking ou de phrases accrocheuses pour séduire votre entourage (à voir sur le blog de Monsieur NoStress[2]), mais de ficelles sur les comportements à adopter pour avoir une attitude séduisante et affirmée. L'impact d'une réplique en situation de séduction tient plus de la forme que du fond. Nous vous conseillons d'user de la repartie humoristique, qui a souvent du succès. Oui, pour développer votre répondant, vous aurez avantage à cultiver l'humour.

---

2. http://www.monsieurnostress.com.

CONSEIL 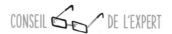 DE L'EXPERT

Ne cherchez pas à être drôle, ayez l'intention de l'humour (d'après Cicéron)

Que votre désir d'« amuser la galerie » ou de détendre l'atmosphère ne vous oblige pas à être drôle en toutes circonstances. Vous séduirez bien plus en démontrant l'« intention de l'humour ».

C'est ce petit décalage qui vous permettra d'avoir une humeur positive chargée de l'intention de rire ou d'amuser sans jamais forcer la situation.

Prenez un moment dans la journée, par exemple l'instant où votre téléphone sonne, et dites-vous, juste avant de répondre : « Tiens, je vais rire de ce que je dis ou entends », en ayant pour arrière-pensée : « On va bien s'amuser. »

L'art de la séduction se nourrit du décalage créé par rapport aux situations banales. Il se pratique en prenant l'autre à contre-pied, en répondant de façon légère ou en esquivant, tout en agrémentant vos propos d'un œil rieur et d'un sourire en coin.

ÉVITER DE SE TIRER UNE BALLE DANS LE PIED

Ne « surjouez » pas les situations avec de grands gestes. Contrairement au théâtre, n'en faites pas des tonnes, vous annuleriez l'impact du contenu. Observez certains artistes répondre du tac au tac comme Laurent Baffie, qui est peu démonstratif et plutôt pince-sans-rire dans ses interventions ciblées. (Sauf si vous êtes aussi doué que nos grands humoristes. En tout cas, je vous aurai prévenu !)

Ne riez pas de vos mots... surtout avant les autres.

Vous pouvez tester, mais laissez votre entourage trouver que la situation est comique.

Observez, dans leur posture, les personnes qui font preuve d'humour. Elles sont plutôt discrètes, l'œil vif et s'habillent avec le bon goût d'un demi-sourire. Soyez amusant et agréable, sans passer pour quelqu'un qui fanfaronne, qui surjoue par trop de présence, et qui amplifie ses mimiques avec des effets comiques dans la voix et dans le corps.

Habillez-vous élégamment et restez naturel dans vos propos, tout en gardant votre objectif à l'esprit. Apprenez à dire les choses de façon posée, d'un ton plutôt grave et affirmé, d'autant plus si c'est drôle. Surtout, ne vous laissez pas influencer par les autres. Continuez votre propre jeu, en vous concentrant sur votre voix, et non sur l'expression de l'autre.

EXERCICE

Le monologue des sourds
pour apprendre à poser sa voix

Cet exercice se pratique à plusieurs, il faut au minimum être deux.

1. Alignez-vous sur une ligne imaginaire côte à côte, en restant proches les uns des autres sans vous toucher les épaules.

2. Au « top », tout le monde prend la parole en même temps, sur le sujet qu'il veut, et s'exprime sans écouter l'autre, en s'adressant à un auditoire imaginaire ou à un arbitre. Le résultat est un certain brouhaha.

3. Continuez de vous exprimer pendant une minute sans être « submergé » par la voix des autres, c'est-à-dire en maintenant votre cap.

Le but est que chacun reste focalisé sur son objectif de pensée, en parlant à voix haute, avec du volume, sans s'arrêter, sans se retourner vers ses voisins, sans prêter attention à ce que les autres disent, et surtout sans se laisser perturber.

Si, en tant qu'animateur de stage, je reste vigilant à l'humour que j'emploie, il m'est arrivé, en tant que participant, de cumuler les « vannes » pour tromper l'ennui ou une gêne. Si certaines saillies avaient du succès, d'autres étaient parfois malvenues, particulièrement en atelier de développement personnel. Ce qui amena un jour un animateur à me comparer à Roger Rabbit : « Tu es comme lui, lorsqu'il ne peut s'empêcher de s'écrier "tsoin-tsoin" quand il entend "tagada". Même en étant en grand danger, dès que tu as l'occasion de faire un bon mot, tu le lances sans réfléchir aux conséquences. » Depuis, je prends un peu plus le temps de réfléchir au contexte dans lequel je me trouve avant de lâcher une phrase « pour rire ».

 À L'EXCÈS D'HUMOUR

L'humour est un système de défense. Amplifier, caricaturer me permet d'éviter une vraie conversation. Ce réflexe dans mon comportement a pour but de me faire reculer face à l'émotion ou d'éviter le combat.

Du coup, sans m'en rendre compte, je risque d'en abuser à mon détriment.

■ Créer du lien, base de l'intelligence relationnelle

Natasha, assistante de direction dans le secteur du luxe, organise régulièrement des réunions internationales avec son supérieur, Jean-Paul. Le but de ces réunions est de faire passer des messages sur les changements à venir dans l'entreprise. Dans son approche, Natasha est surtout axée sur l'accueil et le bien-être des participants, c'est-à-dire sur la qualité de la relation. Dans ses échanges, elle utilise l'écoute, l'humour, une légère dérision quand cela se révèle nécessaire, et le tout est illustré avec beaucoup de non-verbal. C'est par la pratique qu'elle a réussi à gagner en aisance. Son sens de la réplique est régulièrement mis à l'épreuve par des questions ou des réflexions de l'assistance. (En PNL, je pourrais dire que Natasha est une personne

plutôt kinesthésique, visuelle — en couleurs, « DISC[3] » ou
« Success Insight », c'est une jaune-rouge, influente et dans
l'action.) Pour faire patienter les participants, elle propose
parfois des jeux sur la ville de Paris et son histoire, avec
des questions et des anecdotes. Elle sélectionne ainsi les
sujets qui retiennent l'attention de l'auditoire. Elle place des
citations qui font autorité lorsqu'elles tombent à propos.
À l'opposé, son boss est plus « technique », axé sur les
objectifs de la réunion, la stratégie, le *timing*, l'exactitude
des messages à faire passer et du vocabulaire employé.
À l'issue des réunions, même si Natasha peut se montrer
imprécise dans les détails aux dires de son patron, elle
suscite l'adhésion des participants par son humour, son
côté naturel, son esprit enjoué, c'est-à-dire son intelligence
relationnelle.

« Ne joue pas le jeu, vise l'homme. »
Harvey Specter[4]

Pour créer du lien avec votre public, essayez, dans vos
reparties, de jouer sur la relation, l'énergie du groupe ou
de l'échange, plutôt que sur les arguments.

---

3. Le langage DISC, du Dr Marston, aborde les comportements des personnes par
des couleurs.
4. Dans *Suits, avocats sur mesure*, série télévisée américaine, 2011.

VU ET ENTENDU

Les gens retiennent plus la façon dont vous dites les choses que les mots eux-mêmes.

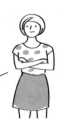

Toi, tu regardes trop de films. C'est dans Rambo ?

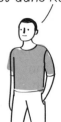

■ Le génie créatif : cerveau gauche, cerveau droit ?[5]

Soyons clair : nous n'avons pas deux cerveaux, mais un seul, constitué de deux hémisphères. Développez votre « cerveau droit », celui où siègent les émotions, les couleurs, la créativité, la découverte de nouvelles informations. Plus vous vous habituerez à communiquer avec votre cerveau droit, en souplesse, plus vous vous fierez à votre intuition, et plus léger vous vous sentirez dans les conversations. À travers ce nouveau prisme, il est fort possible que les autres vous relancent avec cette même énergie audacieuse, inventive et spontanée. Libérez-vous ainsi du souci du détail analytique, de la justesse et de la perfection.

> « Il est aussi absurde de regretter le passé
> que d'organiser l'avenir. »
> **Roman Polanski**

---

5. Cette approche vient du théâtre, il ne s'agit pas d'une revue scientifique.

Composées de comédiens et d'un metteur en scène, les troupes de théâtre ont chacune leur énergie intrinsèque. J'ai travaillé avec un metteur en scène, Régis, qui était axé sur le contrôle et les détails — la précision du déplacement, le nombre de pas ou la couleur du costume. À tel point que nous passions notre temps de répétition à aplatir les plis du tissu des paravents, plutôt qu'à travailler les interactions des personnages. Chaque élément ayant son importance sur scène, nous avions, sous stress, souvent des difficultés à prioriser.

À NOTER

Trop de détails nuit à l'imagination.

Pour créer du lien entre comédiens, compenser ce stress et faire la rupture avec l'exactitude que demande la réussite d'un spectacle, nous pratiquions, avant de commencer à jouer, le jeu de « la balle de Coppola » (voir ci-après). Ce genre de rituel permet aux acteurs de s'amuser avant d'aller « briller sous les projecteurs », de se mobiliser, d'accueillir l'autre et de créer une pleine cohésion de troupe. Lorsque, contraints par le temps, nous ne pratiquions pas ces exercices, immanquablement nous manquions d'écoute et nous nous retrouvions dans un jeu « automatique » sans rythme, sans *feeling* entre nous. Du coup, nous « ramions » face au public.

Le jeu de la balle de Coppola[6]

Jouer sur l'écoute, l'imagination, la désinhibition.

Formez un cercle avec plusieurs personnes (deux personnes peuvent suffire).

À tour de rôle, chaque joueur va envoyer la balle à un autre joueur, choisi au hasard, qui la lui renverra à son tour. C'est une balle imaginaire, invisible, mais sonore.

Voici la règle du jeu. La balle doit toujours faire du bruit : des « bzz », des « huiiiii », des « fzzzzzzoouu », au lancer, dans sa trajectoire, ainsi qu'à la réception. Cette balle « vivante » produit des sons que chaque joueur émet suivant son inspiration.

Elle peut changer de taille, de poids, d'intensité sonore, et c'est à chacun des joueurs de la faire varier. Elle doit être reçue comme elle a été lancée, mais doit être différente à l'échange suivant. Par exemple, si elle est lancée comme une balle de ping-pong, elle est ensuite réceptionnée comme une balle de ping-pong. Puis elle se transforme en boule de bowling et est relancée par le récepteur comme une boule de bowling au participant suivant.

La balle imaginaire peut devenir plus rapide ou plus lente dans les échanges. Chacun des joueurs la garde plus ou moins longtemps, mais toujours en créant des bruitages suivant le « caractère » de cette balle vivante et invisible.

Pendant les passes, les personnes peuvent s'inspirer du sport ou de la science-fiction, ou se plonger dans un abstrait complètement imaginaire.

---

6. Francis Ford Coppola est un réalisateur, producteur et scénariste américain. Ce jeu s'appelle ainsi car Francis Ford Coppola le pratiquait avec ses comédiens avant de tourner une scène.

■ 80 % d'écoute pour 20 % d'expression

L'écoute doit, au départ, retenir toute votre attention. C'est le point d'appui nécessaire à votre élan. Je peux être un musicien hors pair et un soliste d'exception, si je n'ai pas travaillé l'écoute, l'écho, il me sera difficile de suivre un orchestre et de jouer en accord avec lui. Pour insuffler à la mélodie un élan suffisamment fort et « faire un bœuf » en groupe, j'ai besoin de suivre, d'entendre. Ensemble, nous pouvons imprimer dans notre jeu l'harmonie et la cadence indispensables au déroulé musical.

À NOTER

Pour les virtuoses du verbe, il n'y a pas de bonne réplique sans écoute préalable.

Avec le temps et l'expérience, à tour de rôle, nous pouvons prendre le *« lead »* de solos, sortir du cadre de la partition, oser de belles échappées et des figures musicales improvisées. En restant en interaction avec le groupe.

« Quand on sait entendre, on parle toujours bien. »
Molière

■ Continuer de jouer

« Pourquoi contredire une femme ? Il est tellement plus simple d'attendre qu'elle change d'avis. »
Jean Anouilh

Lors du tournage d'une émission de coaching en séduction que nous avons réalisée, Gabriel, un candidat célibataire, a appris à travailler sur le jeu de la « persévérance ». En arrêtant des filles dans la rue par des remarques galantes pour obtenir leur numéro de téléphone et un rendez-vous, il a pratiqué l'art de continuer dans l'action « fair-play » malgré les insuccès. Il est vrai qu'au départ, désorienté après quelques tentatives infructueuses avec des filles qui ne donnaient pas suite au monologue, nous avions plutôt envie d'abandonner, de poser la caméra et de rentrer chez nous. Mais le coach en séduction, Vincente, a persuadé Gabriel de continuer à jouer quel que soit le résultat sans rentrer dans l'analyse. Gabriel maintint son objectif, il multiplia les tentatives de repartie amusante, sans se blâmer ni juger son interlocutrice lorsqu'il essuyait un refus. À mon grand étonnement, à la fin de la journée, Gabriel avait une liste plutôt impressionnante de numéros de téléphone de charmantes jeunes femmes à rappeler et nous, un bon nombre de séquences dans la boîte.

CONSEIL 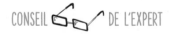 DE L'EXPERT

Deux clés pour répliquer avec humour

1. S'habituer à continuer de jouer, pour gagner.

2. S'habituer à continuer de jouer et... apprendre à perdre.

Au pied du mur, ce qui peut nous bloquer, c'est de penser que nous perdons la face ou l'honneur. Pour échapper à cette inutile amertume, rejouez aussitôt une autre partie sans vous remettre en question. Il n'y a ici ni faute ni échec, mais plutôt des tentatives. Acceptez de perdre quelques parties pour continuer à en gagner d'autres.

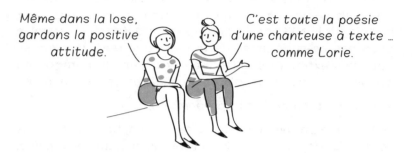

Même dans la lose, gardons la positive attitude.

C'est toute la poésie d'une chanteuse à texte … comme Lorie.

Restez subtil en gardant l'intention souple du joueur, qui sait ne pas se disqualifier ni disqualifier son partenaire, et ne pas sombrer dans un fatal frein émotionnel.

« Ce qui ne me tue pas me rend plus fort. »
Friedrich Nietzsche

CONSEIL 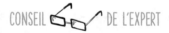 DE L'EXPERT

Visualisez une image positive de vous-même et ouverte aux situations

Accepter de jouer, c'est accepter les règles du jeu quelle qu'en soit l'issue, que ce soit pour gagner ou pour perdre. Le principal, c'est de persévérer dans cette approche décalée, légèrement désinvolte, qui vous permettra d'esquiver ou de rebondir sur les sujets avec légèreté et humour. Les succès ne sont pas atteints s'ils ne sont pas d'abord conçus mentalement.

J'ai rencontré Laurent Baffie pour une interview, entouré de quelques amis communs dans un lieu hors du temps de la ville, loin de la circulation dans un cadre somptueux comme mon ami Patrick, que je remercie ici, sait en dénicher. Un havre de paix et de qualité comme on peut en trouver parfois sur la N13 entre Nanterre et La Défense. C'est entre deux passages enfumés de routiers que je vous propose quelques extraits de cette interview dans le paragraphe suivant, ainsi que dans d'autres chapitres de cet ouvrage.

« — Laurent, comment te prépares-tu ?

— Je ne me prépare pas. Ça ne sert à rien, tu ne sais jamais ce que l'autre va dire. Ardisson travaillait toute la semaine, moi je ne branlais rien. »

Lorsque je lui demande quelle est sa méthode pour avoir de la repartie, il me souffle les conseils suivants.

1. « Oser mettre les pieds dans le plat. Coluche m'a libéré parce que l'humour de Fernand Raynaud était vieillot.

2. Filtrer les répliques qui marchent et celles qui ne marchent pas.

3. Se renouveler, ne pas sortir toujours les mêmes "conneries". Il y a des gens qui font de mauvaises vannes toute leur vie et qui sont lourdingues. Il faut savoir lâcher l'affaire. »

ET POURQUOI CHANGER ?

■ « Je me cache derrière mes blagues »

« Moi, monsieur, je n'ai pas de temps à perdre avec ceux qui critiquent mon comportement social parce que j'emploie des expressions à la mode comme : "J'dis ça, j'dis rien", "Mais LOL, quoi", "En même temps", "Je plussoie", "Swag", "J'ai envie de te dire", "Non mais les gens...", "Trop pas !" Enfin, bref, j'en passe... »

Certaines personnes sont parfois incapables de parler vraiment de problèmes sérieux. Elles revêtent le masque du plaisantin et se cachent derrière un florilège d'expressions sarcastiques et de *name dropping*[7] pour épater la galerie. Sans doute parce qu'elles n'osent pas réellement affronter quelqu'un de sérieux dans une conversation vraie et franche...

Il n'est pas nécessaire de maîtriser ses lettres ou les auteurs en vogue pour faire émerger un sourire chez son interlocuteur. Laissez-vous porter par le désir de partager de la joie, et l'inspiration suivra. Libérez-vous du regard de l'autre, lâchez prise. Si votre intention est de créer du lien par le rire, vous serez suivi par bon nombre de compères.

■ « Et si ça tombe à l'eau ? »

La caractéristique principale du perfectionnisme est la peur de l'échec. Sourd et aveugle, il anticipe les obstacles pour rester rivé, seul et de façon persistante, proche de la

---

7. Figure de style qui consiste à citer des noms connus, notamment des noms de personnes, d'institutions ou de marques commerciales.

« fixette », sur toutes les possibilités d'échouer… dans le but de réussir parfaitement. Peur de perdre le contrôle, de devenir vulnérable, de bâcler, de changer ou d'être rejeté, il se rassure par la précision et par ses habitudes, sans prendre le temps de « jouer » avec les autres. Il considère les aléas comme des freins. Focalisé sur la peur de l'échec, il exclut les opportunités qui s'offrent à lui ou les remarques constructives qui contribuent pourtant à une meilleure réussite avec les autres.

« Notre tête est ronde pour permettre
à la pensée de changer de direction. »
Francis Picabia

Soyez naturel, plutôt qu'emprunté. Préférez la souplesse à la rigidité. Autorisez-vous à être vous-même, plutôt qu'à tendre vers un idéal parfait, générateur de stress. À force de trop tendre vers la perfection, d'en vouloir plus, de tirer sur la corde, elle finit par casser. Manquer de souplesse dans votre relationnel, c'est un piège qui vous renferme dans le stress et vous empêche d'agir.

« L'esprit est comme un parachute.
Il ne marche pas s'il n'est pas ouvert. »
Frank Zappa

■ « Ce n'est pas sérieux, tout ça ! »

Une réplique provocante peut être une bonne façon de mettre en avant une réalité. Lorsqu'elle s'inscrit dans le cadre du respect et de l'accompagnement, elle stimule la prise de conscience qui précède un changement de pensée.

J'aime provoquer mes amis, mes enfants, mes collaborateurs ou mes stagiaires en leur posant des questions embarrassantes ou en reformulant leurs propos incohérents. Ainsi, je rétorquais d'un clin d'œil à une ancienne collaboratrice devenue une amie proche, chaque fois qu'elle émettait des doutes sur ses capacités car elle n'avait pas fait d'études : « C'est sûr, tu ne pourras jamais diriger une école ! Le gars qui t'a recrutée doit être fou à lier. » Depuis, elle a obtenu une maîtrise en éducation, et heureusement qu'elle n'a pas attendu ce diplôme pour s'occuper avec cœur et professionnalisme de jeunes en difficulté scolaire.

Pourtant, lorsque j'ai démarré mes séances de coaching, je m'interdisais absolument de recourir à cette forme d'invitation à la réflexion. Jusqu'à ce que je découvre, lors d'une formation, la technique provocatrice du docteur Franck Farrelly[8] (vous pouvez en voir des extraits sur YouTube), qui me démontra qu'utilisée avec bienveillance et dans l'intention d'aider l'autre, elle pouvait être très efficace. J'ai ainsi osé relancer la réflexion d'un manager par une reformulation du type : « C'est étrange, vous me dites que vous supportez mal que l'on vous contredise et vous vous plaignez qu'en réunion vos collaborateurs ne suggèrent pas de solutions. »

À NOTER

L'humour de provocation est un bon moyen pour permettre à l'autre de se remettre en question sans dramatiser, en s'appuyant sur une saine autodérision qui permet de grandir.

---

8. Franck Farrelly et Jeff Brandsma, *La Thérapie provocatrice*, Le Germe, 2009.

Mais l'humour ne marche pas toujours, et je l'ai testé pour vous.

> *« Le tact, dans l'audace,*
> *c'est de savoir jusqu'où on peut aller trop loin. »*
>
> **Jean Cocteau**

Déboulant devant une discothèque parisienne réputée pour son entrée sélective, je me retrouve face à un groupe d'individus gérant la sécurité avec un physionomiste posté à l'entrée en position : « Non, tu ne passeras pas. » En sa présence, je me sens autant rassuré que Frigide Barjot invitée à un mariage gay. Je le regarde. Il me regarde. Il fixe mes chaussures, mon chapeau, le col de mon manteau. Je me dis que je l'ai déjà vu quelque part. Il se dit la même chose. Je sais que je le connais. Il sait que je sais que je le connais. Mais il ne le montre pas, pour garder du pouvoir. Bref, il prend sa mission très au sérieux. Pour le décrire rapidement, il est d'une constitution puissante, mais il a ce regard vide et pourtant musclé à la fois, à la « Schwarzy », qu'il a dû travailler pendant des heures devant sa glace. Collé d'un demi-sourire aux lèvres brodées par l'élégance de bagues en or apparentes, il dégage néanmoins moins de charme qu'un Klaus Barbie officiant. Tel un monarque couronné par la présence de ses vassaux autour de lui, rôle qui le rend hyper important, il est au cœur du monde diplomatique de cette soirée. D'ailleurs, le jour où il a intégré le service de sécurité de l'établissement, sa mère, fière, lui a rappelé que, tout petit déjà, il voulait être Kevin Costner dans *Bodyguard*[9]. Puis, les yeux dans les yeux, la tension monte, elle est palpable. Jusqu'au moment où il me lance : « Vous voulez entrer... c'est pour quoi ? » De façon générale,

---

9. Film américain de Mick Jackson sorti en 1992.

évitez de riposter comme je l'ai fait : « J'ai rendez-vous avec ta sœur pour un échange de bons services qu'il est peu convenable de décrire ici devant tes amis, mais... Tiens, n'aie pas honte de prendre cet argent [que je lui tends] car, apparemment, c'est une affaire de famille, et j'en conviens. »

> *« Un exemple n'est pas forcément un exemple à suivre. »*
> **Albert Camus**

Dans un autre registre, Jean Cocteau, ayant vu au théâtre *Le Soulier de satin,* de Paul Claudel, aurait dit : « Heureusement qu'il n'a pas écrit la paire. »

■ Vous êtes géniaux (pratiquer le sens de la repartie à deux)

Dites-vous que votre partenaire est génial. Vraiment. Et que vous, vous êtes encore un peu plus génial que lui. Renouez avec votre génie créatif en improvisant : créez des décalages, des surprises, inventez des situations sur lesquelles l'autre peut rebondir.

Ce que je pratique avec un partenaire sur scène, je vous propose de l'accommoder dans vos rendez-vous professionnels.

Comment puis-je être génial ?

Pour commencer, en osant être créatif. En équipe et de façon positive, vous dépasserez les obstacles de la repartie en restant dans l'esprit du jeu. Le génie créatif, c'est l'angle avec lequel le joueur que vous êtes prendra la balle au bond de façon inventive et enjouée. C'est aussi par la pratique de ces échanges « ping-pong » improvisés que vous développerez la capacité de flotter, pour garder vos moyens face à l'imprévu.

Comment puis-je être inspiré ?

Nous sommes conditionnés par la culture de la critique et du résultat parfait et immédiat. Si je me dis que mon partenaire de jeu est nul, si je maintiens la critique, voire l'autocritique, *via* mon cerveau gauche conceptuel et analytique, je me disqualifie moi-même et je disqualifie l'autre. En tant que comédien, je sais que c'est un comportement contre-productif qui précipite l'auditoire vers l'ennui par un jeu sans âme et trop contrôlé. En n'activant que mon cerveau gauche, je reste paralysé par le jugement et la peur, et je persiste à me croire incompétent, ce qui ne fait qu'entretenir le trac que suit un florilège de lapsus embarrassants. Pour répondre du tac au tac, en tant que comédien ou, de façon générale, en tant que personne, il est important d'avoir facilement accès à cette énergie extraordinaire et sans limites de mon cerveau droit créatif et affectif.

Donc, lâchez prise sur le jugement et lâchez les chevaux !

« Le génie est fait d'un pour cent d'inspiration
et de quatre-vingt-dix-neuf pour cent de transpiration. »
Thomas Edison

ESSAYEZ QUAND MÊME

■ Le *gimmick,* ou réplique de répétition

> *« Y en a qui ont essayé, ils ont eu des problèmes. »*
>
> **Chevallier et Laspalès**

Le mot *« gimmick »* vient de la chanson. C'est le petit « truc » ou refrain très simple qui revient et que les personnes retiennent facilement. Dans la repartie, vous pouvez trouver toutes sortes de *gimmicks,* liés à la conversation ou à l'actualité. Leur répétition aura un effet positif dans votre conversation.

Le Top de l'année 2013 dans l'actualité télévisée était « DSK », « swag », « djeuns », « allô quoi ! T'es une fille, t'as pas de shampoing », « la quenelle », qui ont fait couler beaucoup d'encre et de pixels. Le *gimmick* peut aussi venir de la culture interne de l'entreprise.

 BON À SAVOIR

Toute l'intelligence du monde est impuissante contre une idiotie à la mode.

À la première occasion où vous pourrez placer votre *gimmick* (avec modération), vous ferez mouche avec vos interlocuteurs qui, eux-mêmes, oseront vous relancer sur cette touche humoristique et parfois inspirante.

François Hollande, candidat face au président sortant Nicolas Sarkozy, répéta son fameux : « Moi, président. » Cette rengaine lui permit de convaincre des électeurs de sa capacité à tenir ce rôle. D'ailleurs les spectateurs s'en souviennent bien aujourd'hui, mais à son détriment car il n'a pas tenu ses promesses, lesquelles étaient soutenues avec aplomb par six mois d'entraînement devant sa glace.

Une de mes collègues, consultante, qui s'attache à conserver d'excellentes relations avec tous ses interlocuteurs, sait, à bon escient, rétorquer, à une affirmation qu'elle ne partage pas, un léger « ou pas » qu'elle accompagne d'un sourire « clin d'œil ».

La répétition a aussi une vertu pédagogique. Maximilien sait aujourd'hui resservir à son père des phrases qu'il lui a répétées en accompagnement d'une sanction comme : « Toute action a des conséquences. » Ayant dépassé les années difficiles de la préadolescence, il prouve ainsi qu'il a intégré la maxime et démontre la maturité d'un jeune adulte.

■ Le dribble ou le tacle

Le fameux « ou pas » peut aussi servir d'échappatoire. Voici un exemple. Sur un plateau télévisé dans une émission en direct, où l'invité est Christophe Dechavanne, une chroniqueuse intervient lors d'échanges piqués entre les invités. Elle lance : « Vous êtes d'accord avec moi pour dire que le président des États-Unis, George Bush, est le diable. » Christophe Dechavanne répond alors très rapidement : « Ou pas... » Blanc, un silence s'installe.

Les autres invités étaient autant surpris par les propos de la chroniqueuse que par la réponse de Christophe Dechavanne. Rapidement, il a su rebondir et utiliser cette formule que je vous recommande, qui a déstabilisé l'intervenante et, en même temps, a désamorcé avec humour le malaise qui s'installait dans le studio.

■ Jouer le contraste

> *« J'ai passé une excellente soirée...*
> *Mais ça n'était pas celle-ci. »*
> **Groucho Marx**

Fabrice Luchini est invité comme « parrain » de l'émission *On n'est pas couché*[10]. Accueilli par des applaudissements, quelques minutes après les questions un peu longues que lui pose l'animateur principal, il ne répond pas. Du coup, les invités s'inquiètent du silence qui s'installe face à Laurent Ruquier, qui relance les questions à son interlocuteur devenu muet. Finalement, Fabrice Luchini se fend d'une déclaration : « On n'est pas non plus condamné à parler tout le temps ? Rassurez-moi... »

Le comédien qui, habituellement, surprend par ses envolées lyriques sur n'importe quel sujet aura ici surpris là où personne ne l'attendait : le silence.

> *« Le rire désarme, ne l'oublions pas. »*
> **Pierre Dac**

Comment fait l'artiste pour nous tenir en haleine ? Ou, plutôt, comment fait l'auteur ? L'art de l'écriture scénaristique, c'est de savoir surprendre le spectateur, et donc ne pas être prévisible. Pour susciter l'intérêt, il faut créer un décalage.

---

10. Émission de débat télévisée, diffusée sur France 2 depuis 2006, présentée par Laurent Ruquier.

« Souffrant d'insomnie, j'échangerais
un matelas de plumes contre un sommeil de plomb. »

Pierre Dac

Utilisez l'opposition et les contrastes pour jouer sur les situations. En allant à l'opposé de ce que dit l'autre, vous pouvez facilement désamorcer une situation avec un effet comique ou ironique. S'il vous dit **blanc**, pensez **noir** ; s'il vous dit **facile**, pensez **difficile**, etc. À pratiquer...

J'ai beaucoup de mal à communiquer
avec des personnes débutantes.

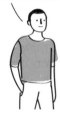

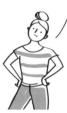

Pourtant
avec des experts,
je t'ai vu garder
le silence.

Le *sanuk* : notion de plaisir et d'amusement en thaï

En Thaïlande, j'ai rencontré une population qui aime rire. Annaël, une Française qui s'y est installée à l'issue de son voyage de noces, m'a confié que pour favoriser la signature d'un contrat, il est convenu de faire rire au moins trois fois son interlocuteur afin qu'il envisage de négocier avec vous.

D'une certaine façon, j'ai pu le vérifier cet été à Bangkok. Alors que je prenais un taxi pour aller dîner en famille au restaurant, le chauffeur me pose la traditionnelle question : « *Where are you from ?* » (« D'où venez-vous ? ») Je lui réponds spontanément : « Thaïlande. »

Il s'est figé en me fixant dans le rétroviseur, immobile, puis s'est mis à tousser, souffler dans ses doigts et rire à ne plus pouvoir respirer, comme si j'avais raconté la meilleure des histoires drôles. Pris dans un fou rire incontrôlable et communicatif, il répéta « thaï » en observant mon physique qui ne correspondait guère aux critères locaux.

Après avoir repris notre souffle et essuyé quelques larmes, il me proposa de nous emmener dans un bien meilleur restaurant, plutôt fréquenté par les Thaïs que par les *« foreigns* [11] *»*, où nous avons particulièrement apprécié la fraîcheur des mets.

Comment réagir quand la situation n'est pas drôle : en riant ou en criant ?

Je retiens également de mon séjour dans cet étonnant pays qu'il est possible de régler ses problèmes par un sourire ou un rire. C'est leur manière d'évacuer le stress, et ainsi d'éviter la tension d'un conflit. Je l'ai appris à mes dépens lorsque je me suis trouvé confronté à des agents d'aéroport proches de l'hilarité en constatant que mon agent de voyages local avait « oublié » de réserver mon retour en France. Ce ne sont pas mes accès de colère qui m'ont permis de m'affirmer car, pour eux, le manque de maîtrise de ses émotions est perçu comme une faiblesse. L'affaire ne pouvait qu'empirer.

J'ai donc tenté de désamorcer la situation après avoir repris quelques inspirations, en leur proposant d'aller dormir chez eux pour la nuit, le temps de trouver un autre vol. Éventuellement de me présenter ce soir à leur famille. Je leur ai assuré que j'étais bien élevé et que je ne prendrais pas trop de place dans le lit des parents, mais que, en revanche,

---

11. Traduction : étrangers, Occidentaux.

je ne mangerais pas de ce poisson frit qu'ils prennent au petit déjeuner.

Soyons forts, faisons sourire !

 QUAND ON VOUS DIT : « ALLEZ, VAS-Y, FAIS-NOUS RIRE ! »

Il n'y a rien de pire que d'être poussé à faire de l'humour.

Ayez l'intention de faire rire sans jamais forcer le trait.

L'humour est l'art du décalage. Il consiste à surprendre son auditoire et à le prendre à contre-pied, sans jamais le lasser.

Le non-verbal est tout aussi important. Il s'agit de répondre en laissant une impression de légèreté, en gardant l'œil rieur et le sourire amène.

« Il est des auteurs qui mettent trois points d'exclamation pour faire croire qu'ils ont trouvé un mot drôle. »
André Birabeau

■ L'art de la parabole

« C'est le coq qui chante, mais c'est la poule qui pond les œufs. »
Margaret Thatcher

Sans parler d'antenne, mais en restant dans l'univers de la télévision, je vous propose de voir comment utiliser une allégorie pour jouer avec votre adversaire — moyen subtil, certes indirect et manipulateur, de lui faire entendre votre message...

Toujours dans l'émission *On n'est pas couché*, talk-show connu pour les clashs entre ses invités et ses chroniqueurs, un échange tendu (à la limite du guerrier) entre Patrice Leconte[12] et Éric Zemmour[13] a retenu mon attention et celle de nombreux surfeurs du Web. Délectez-vous de le visionner sur le site ozap.com[14].

Je vous propose d'observer le fond et la forme dans l'art du « *storytelling*[15] », de remarquer comment le réalisateur répond avec de la distance à la mauvaise critique de sa dernière pièce par une admirable parabole, certainement cogitée de longue date : la fable du corbeau et du rossignol. Voir la séquence sur Internet : http://www.ozap.com/actu/video-clash-patrice-leconte-compare-zemmour-porc/324104.

En résumé, il raconte comment un cochon qui passe par hasard sous un arbre est appelé à décider quel est le meilleur « chanteur » entre un corbeau et un rossignol. Après que les deux oiseaux ont donné de leur plus belle voix, le cochon choisit le corbeau. Ce qui provoque les larmes du rossignol. Il explique alors qu'il est triste, non pas de perdre, mais d'être... « jugé par un porc ».

---

12. Réalisateur de films français.
13. Écrivain et journaliste politique et polémiste français.
14. http://www.ozap.com/actu/video-clash-patrice-leconte-compare-zemmour-porc/324104.
15. Lire à ce sujet l'ouvrage de Stéphane Dangel, *Storytelling minute*, Eyrolles, 2014.

■ Ne pas fuir : jouer avec l'adversité

*« Connaissez l'adversaire et connaissez-vous vous-même ;
en cent batailles vous ne courrez jamais aucun danger.
Quand vous ne connaissez pas l'adversaire,
mais que vous vous connaissez vous-même,
vos chances de victoire ou de défaite sont égales.
Si vous êtes à la fois ignorant de l'adversaire et de vous-même,
vous êtes sûr de vous trouver en péril à chaque bataille. »*

Sun Tzu

Ne prenez pas la fuite. Approchez les ténors de la repartie, les « clasheurs », les « vanneurs », même s'ils représentent tout ce que vous détestez depuis les premières heures de l'école primaire et même s'il faut y laisser encore quelques plumes. Vous en ferez parfois les frais, mais continuez à jouer, même si les messages négatifs sont difficiles à digérer. À terme, cela vous permettra de mieux vous connaître, de mieux connaître le jeu de vos adversaires, de continuer à participer, de jongler, d'identifier ce qui vous touche ou ce qui vous laisse indifférent, et surtout de repousser les limites de votre ego pour rester concentré sur la partie à jouer. C'est dans l'adversité que vous allez pouvoir vous confronter et grandir. Entraînez-vous dans ce milieu parfois hostile à forcer le respect pour vous-même, sans prendre la fuite ni trop insister, mais en vous exerçant à l'agilité du jeu.

Avoir un adversaire n'est pas forcément une malédiction. Cela peut être, au contraire, l'occasion de vous entraîner à vous améliorer dans le face-à-face. Grâce à lui, vous serez stimulé. Si vous persévérez, vous progresserez au point, un jour, de le dépasser. L'adversaire qui ne vous tue pas vous rend meilleur. Considérez-le comme votre maître bénévole !

J'ai beaucoup appris avec mon premier boss qui aimait « casser » ses jeunes collaborateurs. Je me surprends, trente ans après, à utiliser certaines de ses expressions verbales et non verbales.

> *« Un homme sage se construit plus avec ses ennemis qu'un fou avec ses amis. »*
> **Baltasar Gracián**

Cultiver les rencontres et les échanges

Improviser, avoir le sens de la repartie, c'est savoir rebondir et créer une énergie de complicité avec les autres. Acquérir une vivacité de parole et de réflexion demande, bien évidemment, des partenaires avec lesquels pratiquer. L'éloquence se cultive. Sélectionnez de nouvelles rencontres qui vous dynamisent. Affichez votre objectif, qui est de sortir et de vous amuser sans enjeu, ce qui facilitera le fait de « chiller » et de travailler vos répliques. Bon nombre d'individus se feront une joie de partager des événements festifs. Vous pouvez même initier un groupe, rassembler et proposer des sorties. Le monde attire le monde.

> *« Il n'y a pas d'hommes cultivés, il n'y a que des hommes qui se cultivent. »*
> **Maréchal Foch**

■ Le corps ne ment pas

La position du corps est prédominante dans notre communication. Elle ajoute de l'assurance à nos propos et nous aide donc à porter nos messages.

Pour créer un personnage au théâtre, il est important de savoir placer son centre moteur à divers endroits du corps : dans son élocution, sa démarche, sa posture.

Placer son centre moteur

Entraînez-vous à placer votre centre moteur à différents endroits du corps, vous constaterez que votre démarche et votre allure en seront changées. Le centre moteur, c'est la partie « motrice » qui va vous « pousser » ou vous « tirer » en avant.

Marchez avec la pointe des pieds en avant (le centre moteur dans les pieds).

Ensuite, avancez la tête en avant (le centre moteur dans le menton).

Puis laissez-vous entraîner par vos épaules (le centre moteur dans le haut du corps).

Enfin, dandinez-vous comme un balourd (le centre moteur dans les coudes).

Maintenant, placez votre centre moteur au-dessus de la tête, sur un point imaginaire, et commencez à marcher de cette façon, comme suspendu à un fil invisible qui vous tire vers le haut. Votre démarche change et, de fait, le regard des autres sur vous aussi. Sans doute parce qu'ainsi vous vous redressez automatiquement !

Amusez-vous à marcher, et multipliez les essais. Regardez-vous dans une glace. C'est un jeu qui fonctionne très bien avec les enfants.

Avec de la pratique, vous pourrez faire une entrée dans une réunion, un cocktail ou un dîner en évoluant dans l'espace avec votre centre moteur au-dessus de la tête. Vous vous sentirez plus assuré.

Si vous entendez ou vous imaginez d'autres se dire : « Mais pour qui il se prend ? » continuez, c'est que vous êtes sur la bonne voie ! Il est préférable d'avoir une attitude légèrement « au-dessus » (position haute), plutôt que d'être en repli, invisible, et finalement « en dessous » de la situation.

QUE RETENIR
DE TOUT CELA ?

- Pratiquer l'humour (inspiré par Laurent Baffie).
- Oser mettre les pieds dans le plat.
- Identifier les vannes qui marchent et celles qui ne marchent pas.
- Se renouveler, ne pas sortir toujours les mêmes « conneries ».
- Avancer en visualisant une image positive de soi-même.
- Créer du lien avec ses partenaires.
- Accepter le bide et rebondir.
- Maîtriser son centre moteur.

CHAPITRE 4

LE CRÉATIF INSPIRÉ

Peut-être vous êtes-vous empêché de participer à des débats d'idées par crainte ou dégoût du conflit, ou peut-être vous êtes-vous accordé des médailles dans l'art délétère de la bataille. Vous vous êtes aventuré parfois avec l'acharnement du guerrier dans des voies incertaines et sans issue pour, finalement, comprendre que l'épuisement dû à la violence et au sarcasme vient avant la victoire. Après en avoir pris conscience, vous avez envie de changer pour trouver une voie plus pacifiste et désirez aujourd'hui participer à des échanges constructifs, où l'énergie de chacun est orientée vers une œuvre collective. Suivez-nous et partagez avec nous le goût de la création.

L'écriture de ce livre à quatre mains en est un bon exemple. Bien qu'amis de longue date, nos valeurs et nos pensées sont parfois communes, mais sont aussi distinctes, nos visions du monde ne peuvent être totalement accordées au même diapason. Nous avons fait le choix premier de jeter les idées de chacun, en prêtant attention à ne pas brider celles de l'autre. Puis nous en sommes venus à proposer à la responsable de collection et à l'éditeur une structure commune, en s'appuyant sur celui des deux qui se sentait le plus à l'aise pour la créer. Ensuite, nous avons distinctement alimenté le fond à partir de nos connaissances, de nos expériences et de nos réflexions, l'un étant plutôt pourvoyeur de contenu, et l'autre de structure. Et cela en décidant, dès le début, de nous adresser directement à vous, lecteur. Le résultat est ce que vous êtes en train de lire, et nous vous remercions d'ailleurs chaleureusement de l'avoir fait jusqu'au chapitre 4. Notre goût commun pour la transmission et le développement personnel nous a portés dans ce travail qui est alimenté par nos différences sans que nous puissions nous-mêmes les distinguer, et, malgré quelques désaccords, nous avons préservé notre précieuse amitié.

« Il n'y a jamais eu de bonne guerre ni de mauvaise paix. »
Benjamin Franklin

En adoptant la posture du créatif, vous pouvez éviter de tomber dans le piège contre-productif des suppositions, des non-dits, des croyances non fondées, erronées ou négatives.

« Celui qui ne sait pas se fâcher est un sot,
mais celui qui ne veut pas se fâcher est un sage. »
Proverbe chinois

LES CLÉS POUR CHANGER

Certaines personnes sont passées « maîtres » dans l'art de la réplique. Leur devise : garder la tête froide, avoir de l'audace et une bonne dose d'ego. Remballer l'autre exige une certaine confiance intrinsèque. Contrairement à certaines croyances, la confiance, le charisme, la prise de recul s'acquièrent progressivement, comme toute discipline artistique ou sportive. C'est avec l'expérience de quelques exercices pratiques et des mises en situation que vous remporterez rapidement des médailles, mais aussi quelques bronzes. Cela fait partie du processus d'apprentissage de la repartie constructive.

CONSEIL 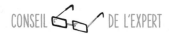 DE L'EXPERT

Une bonne repartie se lance à partir d'une bonne posture physique et mentale

Les mouvements de votre corps influencent votre état d'esprit. Cherchez à être stable dans votre respiration, dans l'image que vous avez et donnez de vous-même. Ne pas avoir peur d'échouer pour s'autoriser à recommencer. C'est un processus, une approche théâtrale que d'essayer, pour tester et continuer à découvrir en gagnant des points.

Posez-vous la question : combien de temps ai-je mis à marcher correctement ? À écrire ? À dessiner ? À bien rédiger une lettre, à me sentir autonome en voiture ? Etc. Nous avons besoin de consentir à chuter, à nous tromper, et de ne pas réussir à la première tentative pour nous autoriser à recommencer. Car même si nous imaginons une multitude de réparties fulminantes, sans bonne posture ni entraînement, nous nous dirigeons pro-bablement vers l'insuccès et la frustration. Nous imaginons facilement des scénarios en activant notre cerveau droit. Travaillez plutôt votre attitude physique pour vous pousser à obtenir un positionnement mental solide, et surtout positif.

Au Tibet, un homme qui avait fait un long voyage pour rencontrer le dalaï-lama[1], lui demanda : « Maître, quel est le chemin du bonheur ? » Et le dalaï-lama lui répondit : « C'est le chemin. »

■ Intention et perception

Il est parfois fondé de penser que quelqu'un vous contredit dans le but de vous agresser ou de vous diminuer. C'est le cas dans les contextes véritablement conflictuels. Mais, la plupart du temps, une personne qui conteste un propos agit pour des raisons personnelles qui ne sont pas forcément destinées à vous nuire. Or, l'homme, par nature égocen-trique, se place souvent au centre d'une situation et croit

─────────

1. Le dalaï-lama, haut chef spirituel des Tibétains de confession bouddhiste.

qu'il en est la victime. Pour sortir de cette paranoïa courante, changez de point de vue : plutôt que de considérer que l'intention de l'autre est « contre vous », demandez-vous simplement pourquoi il dit ce qu'il dit, c'est-à-dire quelle est sa véritable intention. Votre perception de ce que dit l'autre sera alors totalement différente et certainement plus réaliste. Vous entendrez ce qui appartient à son affirmation, sans entrer dans l'opposition. Vous maîtriserez la situation en discernant sa réalité, et ainsi pourrez apporter une réponse adaptée.

Vous pourrez aussi, en situation, demander à l'autre pourquoi il ironise, pourquoi il insinue ceci, pourquoi il dit ou fait cela.

Cette capacité à garder de la distance face à une agression est plus aisée lorsque l'on n'est pas impliqué directement. Ainsi ai-je pu lire de belles répliques d'apaisement de la part d'une jeune ado, Manon, au milieu d'une lutte en règle entre deux de ses amies qui se battaient comme des chiffonnières sur le mur Facebook à coup d'insultes qui démontraient de fortes connaissances en vocabulaire imagé. Vous pouvez aussi, tout comme la sage Manon, utiliser le sens des mots pour déposer un peu de paix sur un monde inutilement rude.

■ Rebondir

> « Nous avons besoin d'hommes
> qui savent rêver à des choses inédites. »
> **John Fitzgerald Kennedy**

Lors d'une réunion professionnelle, l'un des participants se montrait particulièrement réfractaire aux solutions proposées. Il commença à développer un argumentaire pour nous dire pourquoi cela ne marcherait pas et que cela ne servait à rien, en donnant l'impression (ou l'illusion) qu'il avait déjà tout vu et tout essayé. C'est alors qu'une jeune et jolie femme, confiante, lui coupa la parole au milieu de sa démonstration négative avec un beau sourire, en lui disant gentiment : « Tu sais, Pierre-Henri, on n'est jamais à l'abri d'un coup de chance. »

EXERCICE

La boîte à « con-primés »

Voici un exercice pour habituer votre esprit à lancer et retenir des remarques constructives.

Choisissez une réplique qui vous plaît bien à placer face à un récalcitrant critique, retors... (un « con-primé »). Par exemple : « On n'est jamais à l'abri d'un coup de chance. »

Donnez-vous ensuite l'occasion de placer cette réponse avec différentes personnes au moins trois fois dans la journée, matin, midi et soir (de préférence pendant les repas pour éviter les aigreurs gastriques).

Après trois fois, elle sera enregistrée, digérée et enrichira votre « boîte à répliques » pour mieux faire passer la pilule.

Un jour ou deux par semaine, suivant l'humeur, administrez-vous une nouvelle réplique que vous prendrez le soin de renouveler. Pratiquez et observez les réactions. Après quinze jours, si les symptômes persistent, changez de traitement et d'environnement.

■ Se positionner

Notre but n'est pas de vous transformer en machine de guerre de la vanne, mais bien de vous permettre de vous sentir plus en confiance, y compris face à des individus agressifs ou manipulateurs avec lesquels vous ne préféreriez pas danser.

Ne vous laissez pas freiner dans vos objectifs personnels ou professionnels par des attaques, en autorisant des personnes extérieures à faire la météo de vos relations. Un coup chaud, un coup froid. Car alors, faute de prévisions précises, vous avancez avec méfiance dans les couloirs des entreprises, tel un Gaulois qui scrute les nuages gris menaçants du ciel, de peur que celui-ci ne lui tombe sur la tête.

Par les temps qui courent de pression et de morosité, restez imperméable aux remarques en les laissant « glisser », tout comme les gouttes d'eau glissent sur les plumes d'un canard.

Il ne s'agit pas non plus de faire le « canard » ou le « béni-oui-oui » face à vos interlocuteurs. Il s'agira de montrer que ce n'est pas l'autre qui est maître de vos émotions, mais bien vous, en vous révélant confiant, tout en affirmant votre style.

C'est vous qui déterminez le niveau de confiance que vous avez en vous, et non autrui. Même face à des hommes de pouvoir, vous pouvez répondre sans entrer en conflit.

Le scientifique et ministre Pierre-Simon Laplace vint un jour faire hommage à Napoléon d'un exemplaire de son ouvrage de référence *Traité de mécanique céleste*. On avait dit à Napoléon que l'ouvrage ne faisait nulle part mention du nom de Dieu et, comme Napoléon aimait à poser des questions embarrassantes, il en fit la remarque à l'auteur qui, bien que courtisan à l'esprit souple, avait sur tous les points qui touchaient à sa philosophie l'obstination du martyr. Ce qui donna l'échange suivant : *« M. Laplace, on me dit que vous avez écrit ce volumineux ouvrage sur le système de l'Univers sans faire une seule fois mention de son Créateur*[2]. *»* *« Sire, je n'ai pas eu besoin de cette hypothèse. »* Napoléon, grandement amusé, fit part de cette réponse à Lagrange, qui s'écria : *« Ah ! C'est une belle hypothèse ; elle explique beaucoup de choses. »* Napoléon répéta cette réponse à Laplace, qui rétorqua habilement que si cette hypothèse expliquait tout, elle ne permettait de rien prédire, et n'entrait donc pas dans son domaine d'études.

« Il n'y a que deux puissances au monde, le sabre et l'esprit :
à la longue, le sabre est toujours vaincu par l'esprit. »
Napoléon Bonaparte

■ Le juste prix ou combien valez-vous ?

C'est à vous de fixer votre valeur en tant que personne. Accordez-vous un maximum de valeur. À défaut, il n'y a aucune raison que les autres vous en accordent. Et même quand vous parvenez à garder votre confiance en vous face à un public, ne vous laissez pas diminuer par ceux qui essaient parfois de minimiser ce que vous faites, ou qui vous êtes en tant qu'individu.

---

2. Échange cité par Richard Dawkins dans *Pour en finir avec Dieu*, Tempus Perrin 2009.

EXERCICE

Quel taux de confiance en vous estimez-vous nécessaire pour assurer ?

(Cochez une case au choix.)

❑ 50 %

❑ 100 %

❑ 200 %

❑ 1 000 %

Avant d'affronter la tempête dans une situation houleuse, j'ai un grand besoin de confiance en moi. Engagé dans ce périple avec une confiance à 100 %, je sais qu'en cas de difficulté elle sera réduite et qu'il n'en restera que 10 % dans le creux de la vague. À ce tarif, 100 % devenant 10 %, pour 50 % il ne restera guère que 5 %, et même avec 200 % de confiance, il ne me restera que 20 % à l'arrivée.

La bonne réponse est d'avoir confiance à 1 000 %. Je vous invite donc à booster votre confiance en vous à 1 000 % pour disposer de 100 % le moment venu.

Quelle que soit la situation, soyez en confiance, et même en surconfiance. Celle-ci se gagne par une pratique continue de la pensée positive (cerveau droit) en visualisant la réussite de votre action. Elle se construit lorsque vous vous autorisez à essayer, en acceptant de ne pas réussir tout de suite et de recommencer avec une attitude posée et une posture corporelle affirmée.

C'est pourquoi il est important de s'entraîner à parler de soi-même, de façon non émotionnelle, dans le contentement de soi et de manière « dissociée », synthétique et claire. Pour répondre de façon détachée aux critiques éventuelles, je vous invite, par exemple, à donner des éléments factuels de votre passé, ce qui permettra à l'autre d'être intéressé, de retenir votre histoire et, par là même, de vous respecter. Autorisez-vous à parler de vous, aussi bien sur le plan professionnel que personnel, de ce qui vous passionne, mais de façon concise en une ou deux minutes (*cf.* le *pitch* personnel, § « Les occasions quotidiennes » dans le chapitre 1).

■ Désamorcer un Scud

« Et si on passait au salon ? », « C'est toi qui es garé en double file ? », « Au fait, quelle heure est-il ? »... autant de phrases bateau qui déconnectent d'un échange. Si cela peut agacer à l'occasion d'une discussion intéressante, c'est un bon moyen de créer une rupture lors d'un débat qui annonce le combat. Après cet interlude volontaire qui apaisera les tensions, il vous sera possible d'orienter aussitôt la discussion sur un échange constructif.

La cause principale des échauffourées qui montent en température est assurément l'envie de convaincre l'autre, associée au besoin animal d'être dominant issu de nos cerveaux primaires, toujours en état de veille dans nos échanges.

Pour écarter notre tendance courante à vouloir prouver absolument que nous avons raison, et ce de manière très différente pour les hommes et les femmes, avant que toute votre énergie soit accaparée par l'idée fixe de répliquer, je vous propose de lâcher un peu de contrôle pour vous libérer de l'envie de convaincre. Entraînez-vous à adopter une approche constructive avec une apposition de vos propos, plutôt que d'être en opposition avec l'autre.

À NOTER

Avoir une repartie constructive, c'est prendre le recul nécessaire pour être d'abord à l'écoute, puis communiquer sur sa propre vision du monde, de façon ni agressive ni contrôlante.

C'est ainsi que Julie, une douce et persévérante mère, parvient dans toutes les situations à échanger avec sa fille dès qu'il y a un « conflit », ne laissant jamais une situation se dégrader. Il lui faut une sacrée dose de patience pour passer les premiers instants de rejet, mais elle arrive progressivement à retrouver le lien indéfectible avec son enfant et, au bout du compte, à dénouer le nœud du problème. Ce qui donne à cette femme exceptionnelle, pourtant très sensible, la capacité de dépasser les premiers moments de fermeture ou d'agression, c'est sa volonté de bien tenir son rôle de mère et de ramener à la sérénité sa fille. L'énergie de l'amour l'emporte sur le besoin d'être en guerre.

« À quoi bon soulever des montagnes
quand il est si simple de passer par-dessus ? »
Boris Vian

■ Commencer par du positif

Vous voulez recadrer une situation ? Commencez par du positif. Vous comprendrez que vous avez plus de chance d'être entendu en débutant par une remarque positive, plutôt qu'en essayant de faire mouche et de compter les points. Cela vous permettra de passer d'un échange réactionnel à un échange relationnel.

Par exemple, si l'on vous demande de trouver une solution à un problème professionnel, vous pouvez répondre : « C'est jouable, on a déjà su faire plus difficile ! »

■ Dérouter par du positif

Quelqu'un vous fait une remarque ? Déstabilisez-le par une réponse positive. Remerciez-le pour sa remarque, manifestez que cela ne vous fait pas plaisir, avec un certain humour, et enchaînez sur votre critique à vous, en prenant votre temps.

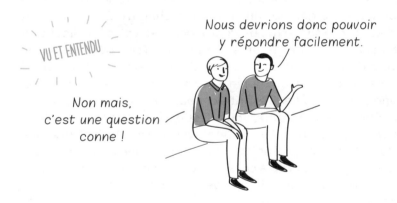

VU ET ENTENDU

Nous devrions donc pouvoir y répondre facilement.

Non mais, c'est une question conne !

Avec de la pratique, vous vous verrez agir avec un certain décalage qui permettra même de faire tomber les enjeux et de détendre l'atmosphère autour de vous. Avec ce jeu, vous passerez pour quelqu'un de beaucoup plus zen qui ne prend pas trop à cœur ce qu'il entend, et vous gagnerez en charisme dans votre répondant.

BON À SAVOIR

Le summum du décalage positif vis-à-vis d'une personne qui affiche une attitude négative redondante est de la considérer et de lui signifier qu'elle est pour vous un excellent professeur, car elle vous aide à être meilleur.

Garder le cap

Ne vous laissez pas « emporter » par les objections ou les remarques de votre interlocuteur s'il tente de vous déstabiliser et de générer un conflit (*cf.* chapitre 2). En utilisant l'humour, le sarcasme ou la provocation, votre interlocuteur peut faire monter la pression et vous faire dérailler sur la voie de l'émotion. S'il est fort, il vous fera dévier de votre objectif et vous emmènera sur son territoire pour mener une autre bataille. L'esprit accaparé à devoir vous justifier, à répondre à tout prix, vous risquez une réponse exagérée, non constructive et sans lien avec votre objectif premier. Quand votre nouvel enjeu est de trouver une réplique percutante pour répondre à celle que vous venez d'entendre, c'est que vous vous êtes éloigné de votre objet d'attention et de votre premier objectif.

Pour garder le cap de vos idées, je vous invite à ne pas répondre aux attaques ni aux invitations à dévier, en gardant à l'esprit votre objectif. J'ai eu l'occasion d'appliquer ce principe lors d'une interview radiophonique pendant laquelle l'animatrice, désireuse de mettre du piquant dans son émission, me demandait de simuler une personne en colère.

Soucieux de ne pas heurter l'incitatrice tout en restant focalisé sur mon objectif de présenter mon travail, j'ai simulé l'incompréhension (malgré les coups de pied incitatifs de la persévérante intervieweuse) et j'ai repris tranquillement mon exposé sur les bonnes manières de gérer les personnalités difficiles[3].

■ Ne pas répondre et enchaîner, ou alors…

Ainsi est-il possible de se taire sans confronter l'autre au mépris. Faites de même en évitant de répliquer à un opposant. Si vous n'entretenez pas la flamme de la discorde, elle s'éteindra d'elle-même. Pour maintenir votre cap, vous répondrez amicalement par une tape sur l'épaule ou rebondirez sans prêter attention aux remarques, sans oublier de sourire, sans moquerie pour montrer que vous tenez à conserver un climat de paix et de respect.

Prenons un exemple. Lors d'une soirée de cocktail, une connaissance vient rejoindre mon groupe et, avant de dire bonjour, me lance : « Alors ça y est, ton coiffeur est mort ? » (Attaque classique sur la coupe de cheveux, qui met facilement mal à l'aise.)

Plusieurs solutions s'offrent à moi…

1. Esquiver comme si la vanne n'existait pas

« Bonjour. Stéphane, enchanté ! »

« Bonjour. Stéphane, moi aussi je suis ravi de te connaître. »

---

3. Bruno Adler, *Et si je supportais mieux les cons !*, *op. cit.*

2. Ne pas répondre en mots, s'exprimer par une action non verbale

Je lui tape gentiment sur l'épaule, je souris.

Ou j'enchaîne sur un sujet avec les autres, en ignorant l'attaque : « J'ai entendu dire que Martin cherchait un nouveau comédien encore inconnu pour un premier rôle... »

3. Aller dans le sens de l'autre, en exagérant son propos

« Oui, demain ce sont ses funérailles. »

« Oui, je reviens de l'enterrement, c'était pénible. Je pensais me détendre ce soir, mais ça n'est pas gagné. »

4. En mode guerrier : attaquer en retour

... et prendre le risque de se rabaisser ou d'entrer dans son jeu.

« Et toi, ton dentiste est en taule ? » avec un geste de recul dégoûté.

« Pourquoi ? Tu veux le suivre ? »

« Oui, tout comme ton humour. Tout pourri. »

« Non mais sérieux, c'est toi qui parles ? T'as vu ta tronche ? »

« Tu veux vraiment jouer à ce petit jeu-là ? Parce qu'à voir ta gueule, t'as déjà perdu. »

■ Tenir la bonne distance

Il est nécessaire de laisser un espace suffisant à votre interlocuteur, de préserver sa distance d'intimité, pour qu'il ne se sente pas en danger. Il n'est rien de pire qu'une personne qui vous « colle » pour vous parler, excepté vos proches (bien nommés). Pour autant, il est important d'être à la bonne distance pour maintenir le contact ; trop d'éloignement rompt la communication. Observez les réactions physiques de votre interlocuteur pour vérifier qu'il se sent en connexion avec vous et, qu'en même temps, il ne se sent pas oppressé. La distance idéale est d'environ 60 centimètres. Cela revient à dire qu'il faut se positionner à la bonne distance sociale sans entrer dans la bulle d'intimité de l'autre. Cette bulle étant ovale, avec un espace plus important laissé devant et derrière que sur le côté, il sera possible d'être en proximité avec une personne sans éveiller en elle un sentiment d'insécurité en se positionnant de côté, plutôt que de face. Instinctivement, cette posture favorisera la relation à l'autre. À l'inverse, une position frontale invite au face-à-face.

■ Mesurer ses mouvements

 AUX GESTES !

Respectez les distances, mais évitez également de faire des gestes intrusifs et rapides, comme un doigt pointé qui ferait « instituteur ». Je vous conseille d'illustrer vos répliques par des gestes lents, fluides et près du corps.

Je me souviens, en début de carrière, lors d'un important rendez-vous avec un grand couturier que je voulais convaincre d'accueillir de jeunes adolescents dans son espace événementiel, qu'emporté dans mon discours, j'ai soudain montré l'entrée de la salle. Malheureusement, dans la ligne de mire de la porte se trouvait l'œil gauche de la fidèle attachée de presse de l'homme d'affaires impassible, lequel ne s'offusqua pas de ma maladresse... Mais nous parvînmes avec difficulté à retenir un fou rire fort déplacé.

◼ Jouer en équipe

Avec un partenaire, il faudra être vigilant à ne pas vouloir prendre le contrôle et se retrouver face au « client » en ignorant son *wingman*. En lui montrant mon dos ou en faisant barrage, de façon consciente ou inconsciente, je me discrédite tout autant que l'équipe.

Invitez votre partenaire à donner son avis. Ne faites pas une carrière solo, ne jouez pas perso. Valorisez votre « ailier », et faites-vous des « passes » dans un jeu souple et inventif. Développez un bon état d'esprit. Passez-vous la balle dans le verbal comme dans le non-verbal. Votre équipe gagnera des points aux yeux des autres.

Pour gagner en équipe tout en ayant le sens de la repartie, vos messages doivent être amusants entre vous et valorisants. Soyez léger avec votre partenaire, présentez-le comme quelqu'un de « génial » (*cf.* chapitre précédent, § « Vous êtes géniaux (pratiquer le sens de la repartie à deux) ») avec qui vous aimez faire équipe, et montrez une certaine complicité, une expérience en binôme et surtout une bonne entente. Spectateur, votre client vous suivra dans cette dynamique. Dans cette atmosphère de jeu, il sera séduit pas votre entente, appréciera le sens de l'humour (non dévalorisant) présent entre vous et aura certainement envie de participer à cette partie enjouée. Faites en sorte alors de permettre à ce tiers de faire partie de la bande. Le cas échéant, il pourrait se sentir exclu. Après avoir laissé s'exprimer la joie dans votre binôme, intégrez vos « spectateurs » dans votre cercle.

Une fois la complicité installée, vous pourrez vous permettre de gentilles plaisanteries, et même des remarques légères sur votre interlocuteur. Vous démontrerez une assurance qui révélera que vous ne jouez pas au béni-oui-oui.

Par exemple, votre client vous demande à nouveau de baisser vos prix. Vous regardez votre partenaire et vous lui dites : « J'ai l'impression qu'il nous trouve si bons que nous avons même le pouvoir de faire des miracles. »

« Quand on me fait confiance,
je suis capable de monter le mont Blanc avec des tongues. »
Rémy Julienne, cascadeur,
académie des Lumières 2014

◼ Utiliser les anecdotes du passé

Habituez-vous à évoquer le passé avec légèreté. Faites référence à ce qui a été amusant et anecdotique en donnant des détails et en vous interdisant d'être négatif ou cynique. Profitez-en pour faire des allusions à votre compétence ou votre réactivité. Autorisez-vous à parler des difficultés passées que vous avez surmontées, ce qui suscitera l'intérêt de votre auditoire. La réussite est toujours bien plus appréciée que la nostalgie ou le dénigrement.

ET POURQUOI CHANGER ?

■ « Je ne suis pas un marrant »

« Être créatif, ça demande un don que je n'ai pas. J'ai déjà testé, ça ne marche pas. Je pars au casse-pipe et je reviens le moral dans les chaussettes. Que ce soit pour prendre la parole ou pour raconter des histoires, c'est toujours pareil. Non, je préfère rester quelqu'un de grave, parce que ça forge le caractère et la volonté. Je n'ai pas d'imagination. Pour ce que ça sert dans nos vies et en entreprise ! Je préfère donner une image de moi sérieuse et fiable. »

CONSEIL 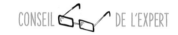 DE L'EXPERT

Choisir l'action, et non la réflexion

Certaines personnes vont être tout de suite dans l'action, puis dans la réflexion. D'autres vont d'abord réfléchir avant d'agir. Mais trop réfléchir, ne plus savoir où donner de la tête, c'est rater l'action.

« Au commencement était l'action. »
Goethe

Les hésitations sont courantes et humaines. Les hommes connus pour leur verve, leur combativité, leur capacité à poser les bons mots au bon moment les ont eues également. Les hommes politiques, les humoristes ou autres hommes de scène testent sur leur entourage les argumentations qu'ils veulent porter. Laurent Baffie nous révèle qu'il faut tester ses vannes avant de les placer en public. Et Thierry Ardisson, qui reconnaît ne pas être un auteur de vannes ou de bons mots, a développé l'art de placer la bonne phrase au bon moment, laquelle a été écrite par un auteur, comme c'est le cas dans la plupart des talk-shows américains à succès.

Un livre sur la repartie, c'est un peu comme l'horoscope. Je n'y crois pas trop, mais je le lis quand même.

C'est exactement ce que me disait Madame Soleil.

Un premier succès peut amener à prendre suffisamment confiance en soi pour oser se lancer. C'est ce que Jacques Séguéla a vécu lorsque, au retour de son tour du monde en 2 CV, il a eu l'occasion de faire des conférences. S'il avoue que la première fut angoissante, les suivantes n'étant que la reproduction de la première lui parurent bien moins périlleuses.

Vous pouvez, vous aussi, développer peu à peu la capacité de vous exprimer, en appliquant la géniale formule suivante :

$E = MC^2$, soit Énergie = Motivation + Confiance + Calme

La volonté d'échanger, de créer vous apportera le premier ingrédient, la visualisation positive et l'entraînement vous apporteront les suivants.

« La vie, c'est comme une bicyclette,
il faut avancer pour ne pas perdre l'équilibre. »
Albert Einstein

■ « Je risque de dire des... »

On rapporte que les bafouillages de Jean-Jacques Rousseau, qu'il commit en société, ont grandement contribué à faire de lui le misanthrope qu'il devint. Il a d'ailleurs dit de lui-même qu'il ferait *« une fort jolie conversation par la poste ».*

Le sens de la repartie, c'est un talent que possèdent les personnes dotées de la rare capacité à laisser sortir une saillie, tel un jaillissement. Elles osent offrir à l'extérieur ce qui s'est créé de l'intérieur, en acceptant les risques que cette spontanéité comporte, à savoir faire un bide ou voir ses propos déformés et mal exploités.

Aimablement accueilli dans son vaste bureau par le publicitaire Jacques Séguéla, je ne peux m'empêcher d'évoquer sa fameuse sortie sur la Rolex de Nicolas Sarkozy, que certaines personnes associent à tort à un dérapage de nanti. Mon hôte me confirme que, cette fois-ci, sa spontanéité créatrice lui a joué un mauvais tour en lui faisant sortir une maxime qui, prise au premier degré, fut détournée de son intention d'apaisement. L'homme aux mille formules, réputé pour son slogan « La force tranquille », efficace oxymore, me décrit avec passion la genèse de l'indémodable « Un café nommé désir[4] » (inspiré de la pièce culte de Tennessee Williams), puis me conte ses échanges avec des présidents ou des ministres qui testent sur lui leur premier brouillon de formule, ou égratignent certains hommes politiques actuels pour leur incapacité à crever l'écran.

---

4. Spots publicitaires sensuels pour Carte Noire depuis 1986.

Reconnaissant envers son père de l'avoir initié aux spectacles des chansonniers, il se réjouit toujours d'activer son talent de la formule lors des brainstormings avec ses jeunes collaborateurs. Il me donne un dernier conseil : lâcher mon ordinateur pour laisser naître par la plume mes pures pensées. Puis l'expérimenté communicant manifeste sans un mot son désir de me voir prendre congé. Il plisse consciencieusement la feuille qui rappelait ma venue, me gratifiant du sourire du sage, conscient de ses réalisations, libre du regard des autres.

Si, au contraire de mon hôte, vous n'êtes, tout comme Jean-Jacques Rousseau, pas doué pour la réplique à chaud, essayez-vous à l'art de l'écriture pour apprendre à structurer des phrases bien à vous. Vous pourrez ensuite faire bénéficier votre entourage de votre créativité avec l'heureux décalage de la réflexion avant l'action, qui ne pourra être perçu que si vous savez bien placer vos mots.

ESSAYEZ QUAND MÊME

■ Répondre à une attaque sans entrer dans le conflit

Il est tout à fait possible de se positionner avec un avis différent de celui de son interlocuteur, sans pour autant chercher à imposer son point de vue, et donc à entrer dans un rapport de guerrier. La démarche que je pratique et enseigne volontiers est celle de la reformulation, puis de l'affirmation. En reprenant les termes de l'autre, je lui montre que je l'ai entendu, ce qui le met beaucoup plus en disposition de m'écouter à son tour. Je choisirai alors d'exprimer mon ressenti ou simplement ma volonté de garder mon cap.

Revers constructif I

« — Elsa *(Attaquant)* : Tu sais très bien que Dieu n'existe pas, que tout ça est inventé.

— Raphaël : Oui Elsa, j'entends que, pour toi, Dieu n'existe pas et j'ai un autre avis. Je vais maintenant poursuivre avec le sujet du jour sur les croyances... »

Revers constructif II

Avec un positionnement émotionnel.

« — Elsa : M'enfin Raphaël, Dieu n'existe pas !

— Raphaël : Oui Elsa, j'entends que, pour toi, Dieu n'existe pas et je suis navré d'entendre ça, parce que, pour moi, Dieu existe. Et je vais poursuivre sur le sujet que j'anime aujourd'hui... »

■ Le « oui » du médiateur prend la place du « non » de l'opposant

Conscient d'évoluer dans une culture de la compétition, qui fait monter la tension dans les échanges, je vais dire « oui » à la place de « non » — ce dernier déclencherait l'énergie de l'opposition et m'empêcherait d'être entendu par l'autre.

À l'image d'un bras de fer avec un adversaire contre lequel je ne vais pas mettre de force dès le départ, et donc pas de résistance. En revanche, dès que je vais mettre de la pression, il résistera et repoussera mon effort à son tour, et plus fort. Chaque fois que je dis « non » à l'autre, je lui donne de la puissance pour me résister, et je le renforce dans sa position.

BON À SAVOIR

Chaque fois que je dis « non » à l'autre, je lui donne de la force pour me contrer.

Reprenons l'exemple de « Dieu existe… ou pas ». Pour l'un, Dieu existe et, pour l'autre, Dieu n'existe pas. C'est leur vision du monde, leur croyance. Comme s'ils portaient des lunettes de couleur qui leur donnent des visions différentes. Nous avons chacun notre « paire de lunettes » qui filtre et qui « colore » la réalité, sans que nous le voyions.

CONSEIL 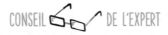 DE L'EXPERT

Adopter le « Oui + reformulation + positionnement »

Je dis « oui » et reformule pour confirmer l'autre dans sa vision du monde. Ainsi, il se sent écouté et je fais écho à son besoin d'être entendu.

Ensuite, je donne ma propre vision, différente. Je me positionne alors comme étant écouté car je n'ai pas nié son affirmation.

Je reconnais ainsi à l'autre le droit d'avoir un avis différent du mien, tout en se respectant mutuellement.

▪ Le positionnement émotionnel

Nous avons l'habitude de cacher nos émotions dans nos discours. Or, c'est se priver de leur force. Lorsque j'ajoute une dimension émotionnelle (je suis navré, déçu, etc.), j'augmente l'impact de mes propos. Lorsque je suis contrarié ou frustré, il est mieux de le dire avec une certaine vérité et congruence plutôt que de rester dans la dissimulation de ce ressenti. Car, d'une façon ou d'une autre, je vivrai ce ressenti à l'intérieur de moi-même. Je vous invite donc à exprimer ce que vous ressentez, et ainsi à vous libérer de la surcharge émotionnelle (exemple du revers constructif II).

▪ Porter le masque

Nous avons chacun une petite voix intérieure qui peut nous conseiller d'oser, mais aussi nous juger, et même nous déconseiller d'agir. Ce discours interne peut être motivant ou, à l'inverse, bloquant. Lorsque cette voix devient trop présente et me répète que je ne peux pas réussir, que je n'y arriverai pas, je me retrouve figé dans l'affect et « coincé » dans mon action.

Ce que l'on appelle le « monologue interne parasitaire [5] » est un discours intérieur, souvent négatif, qu'il est difficile d'éliminer. Il y a toujours une voix en moi pour me dire ce que je dois faire, ce qui marchera ou ne marchera pas.

Si vous ne pouvez pas vous empêcher d'avoir ce monologue interne, l'astuce, c'est d'essayer de jouer à le remplacer par celui de quelqu'un d'autre.

---

5. Voir chapitre 1, § « Trouver sa voix ».

Prenez une personne connue comme l'acteur Gérard Depardieu (cela fonctionne tout aussi bien avec Fernandel, Jean Gabin, Jean Dujardin, mais aussi avec des personnalités historiques, des modèles personnels ou des collègues de travail inspirants...). Bien sûr, je ne peux pas être « Gérard Depardieu », mais je peux JOUER à être « Depardieu ». Par le jeu, je peux être le personnage de « Depardieu ».

EXERCICE

« Et si je jouais à être... »

Et si je jouais à être Depardieu ? Comment ferait-il ? Comment rentrerait-il dans la salle ? Quelle serait sa posture ? Sur quel ton s'adresserait-il aux autres ? Etc.

Voyez-le, entendez-le, connectez-vous et lancez-vous sans réfléchir à jouer ce personnage. Passez à l'action !

Comportez-vous comme lui (ou, du moins, ce que vous imaginez être lui), mangez, bougez, pensez comme lui et, enfin, parlez comme lui. Surtout, amusez-vous à être cet autre vous-même.

Vous pouvez ensuite changer les genres. Comment feraient Coluche, Jean-Marie Bigard, Patrick Timsit, Laurent Baffie, Gad Elmaleh, Jamel, Florence Foresti (à vous de trouver celui qui vous inspire le plus) dans cette situation ? J'ai cité des comiques car leurs apparitions sont souvent ponctuées d'anecdotes ou de réponses drôles et touchantes. Mais sentez-vous libre de choisir d'autres personnalités comme Simone Veil, Winston Churchill, Michel Audiard ou Sacha Guitry.

Vous pouvez également choisir un collègue dont vous admirez l'éloquence ou l'aisance face aux autres. Imaginez-vous ensuite jouer son personnage. Visualisez-le en train d'agir. Posez-vous ces questions : comment répondrait-il ? Comment ferait-il son entrée ? Si j'étais Cyril Hanouna, comment répondrais-je dans la même situation ? À vous de choisir le personnage le plus inspirant pour vous, et pratiquez ! Essayez. Sans essai, point de succès. Je vous invite à commencer dans des situations faciles avec des relations du quotidien, sans trop d'enjeu, à répliquer comme le ferait Titoff ou Gad. Puis, avec la pratique, tout en vous amusant à changer les rôles, vous vous verrez adopter de nouvelles attitudes plus constructives en prenant du recul, et ainsi sortir de l'enfermement du monologue interne parasitaire.

■ Recourir au *storytelling*

Étape 1 : découper pour reconstruire

Voici un exercice d'improvisation qui nous vient du théâtre. Il vous permettra de développer votre imagination, de combattre votre timidité et, ainsi, d'être plus apte à rebondir dans votre rhétorique.

Prenez le récit d'un auteur (ou une anecdote) que vous appréciez et entraînez-vous à raconter l'histoire avec vos mots. Vous pouvez même changer d'angle, pour la raconter par exemple au travers d'un autre protagoniste, d'un témoin ou d'un enfant. Puis amusez-vous à raconter cette histoire en partant de la fin ou du milieu pour la mettre en pièces et reconstruire le puzzle dans un autre ordre. Cette gymnastique vous permettra d'être plus à l'aise pour jouer avec les mots, les situations, et ainsi de vous libérer de l'ordre

« rigide » des séquences, sans pour autant en perdre le sens.

C'est d'ailleurs avec ce type de montage-démontage que beaucoup de réalisateurs, comédiens et artistes en tout genre trouvent une voie plus intéressante dans leur travail. Ils développent, tout au long de ce processus, une grande créativité tout en gardant à l'esprit le premier jet d'inspiration qu'ils ont perçu au début de leur élan artistique.

Étape 2 : appliquer un autre genre narratif

Essayez de raconter cette histoire en changeant de genre. Passez par le style romantique de la collection Harlequin, puis essayez ensuite le style dramatique shakespearien. Enfin, racontez cette histoire en vous fondant sur l'action, comme dans un film de Tarantino.

Ainsi, en vous amusant à « détourner » les histoires pour les recréer, vous serez coauteur de ces aventures narratives. Avec de l'entraînement, il vous sera plus facile d'être spontané, créatif et de rebondir avec souplesse dans un style personnel et inspiré.

■ Créer la confiance par la synchronisation

Se brancher sur le même canal

Dans votre repartie, jouez à vous faire l'écho des propos de votre interlocuteur en utilisant la reformulation sur un même registre sensoriel ; établissez ainsi la confiance par la synchronisation avant de présenter vos arguments.

La PNL nous présente différents canaux de communication préférentiels, tel le canal auditif, visuel ou kinesthésique. Je vous invite à écouter et à observer votre interlocuteur pour pouvoir lui répondre en adoptant la même « fréquence » que lui. Cela se joue plus sur la forme que sur le fond.

Exemples de différents canaux

Visuel :

« Je suis content que le projet voie enfin le jour. »

« C'est un résultat qui sera clairement visible aux yeux de tous... »

« Finalement, que voyons-nous dans ce projet ? »

« Il est vrai que la visibilité des actions est réduite... »

Kinesthésique :

« Je suis fier de pouvoir m'adresser à vous. »

« Je vous remercie et je suis touché par ce partage... »

« Je vous propose d'en débattre avec eux. »

« Je serais ravi de pouvoir en discuter avec vous. »

« Nous avons besoin de prendre le temps d'y réfléchir. »

« Je suis moi-même convaincu que cette approche nécessite une réflexion pour toucher au but. »

Auditif :

« Écoutez, mon cher, cette situation est délicate... »

« *(Sur le même ton et le même rythme.)* J'entends pour vous que cette situation est délicate, aussi me permettrai-je... »

La méthode du « Geste réactif©6 »

Ni psychothérapie ni gymnastique corporelle, cette méthode novatrice provoque des réactions physiques très précises, qui replacent en cohérence l'ensemble des systèmes composant notre organisme. C'est là le secret de son étonnante efficacité. Cette méthode rééquilibre en particulier nos mécanismes de survie en débloquant tout réflexe excessif de protection. Son action systémique (selon le principe qu'il n'y a rien sans tout) utilise nos capacités naturelles à réagir. C'est pourquoi cette méthode respecte totalement l'écologie de notre organisme.

Voici quatre exercices très simples, destinés à vous permettre de retrouver votre confiance. Faites-les chaque jour, matin et soir. Mais aussi tout particulièrement avant un entretien, un examen, une représentation, ou après une situation génératrice de stress. Six minutes suffisent chaque fois.

1. Les yeux fermés, sauter cinq fois en l'air avec une réception très ferme et stable au sol. 1 minute.

2. Les yeux fermés, se balancer d'un pied sur l'autre dans un rythme soutenu sans décoller ni les talons ni les orteils, comme si vous vouliez faire tanguer le sol. L'appui est davantage marqué sur les orteils. Cet exercice peut se faire sous la douche, en musique ou avec une odeur environnante agréable. 2 minutes.

3. Boxer intensément et joyeusement dans des coussins ou dans le vide *(shadow boxing)*. 1 minute.

4. Les yeux fermés, pieds bien ancrés au sol. Sans quitter cet ancrage ferme, faire des mouvements très doux et fluides de tout son corps, comme les mouvements d'une

.../...

6. De Bertrand Boutron.

.../...

algue ondulant avec le courant marin. À faire aussi sous la douche, en musique ou avec une odeur environnante agréable. Environ 2 minutes.

Ces exercices vous aideront à retrouver votre confiance et votre sens de l'à-propos. Créativité et réactivité redeviennent alors possibles.

■ S'aligner sur le profil préférentiel de l'autre

Nous avons chacun une couleur préférentielle qui identifie nos comportements et notre communication[7].

À chaque profil correspond une couleur : jaune, rouge, bleu ou vert. Aucune couleur n'est « supérieure » à une autre. Chaque personne, dotée d'une couleur dominante, a des points forts et des limites.

Avec un peu d'entraînement, vous devinerez aisément la couleur de la personne en face de vous. Le but est d'identifier la couleur de l'autre pour être « en phase » dans la réponse que vous donnerez.

Jaune, rouge, bleu ou vert ?

Jaune

Son comportement : influent, persuasif.

Ses valeurs : son image, la communication, l'harmonie, la beauté.

---

7. Pour en savoir plus sur le langage DISC de Marston, lire l'ouvrage *Les Outils du développement personnel pour manager*, sous la direction de Stéphanie Brouard et Fabrice Daverio, Eyrolles, 2010, pp. 55-59.

Son moteur : le nouveau, l'aventure, le changement, les contacts humains.

Sa principale émotion : la joie.

Proposition de figure emblématique : l'« original ».

Il aime la fête et la compagnie. Avec lui, je vous conseille de rebondir sur l'humour et l'exagération.

Rouge

Son comportement : dominant, directeur.

Ses valeurs : le matérialisme, l'individualisme, son image.

Son moteur : les challenges.

Sa principale émotion : la colère, mais aussi la frustration et l'impatience.

Bleu

Son comportement : conformiste, normatif, fiable.

Ses valeurs : l'intellect et la tradition, le cheminement correct et précis.

Son moteur : la recherche de solutions rationnelles, l'exactitude.

Sa principale émotion : la critique, la peur, et parfois l'inconnu.

Vert

Son comportement : stable et à l'écoute.

Ses valeurs : l'humanitaire, le relationnel, l'empathie.

Son moteur : la coopération.

Sa principale émotion : la tristesse.

Prenons un exemple pédagogiquement exagéré. Un piéton au téléphone qui traversait la chaussée sans prendre garde vient de se faire gentiment renverser par un automobiliste. Déséquilibré, mais le téléphone toujours à la main, il se retrouve au sol et sans mal. Le conducteur sort de sa voiture pour voir la scène. Voici ses différentes réactions.

Le « jaune » pourrait dire : « C'est le nouvel iPhone ? Ça va, il n'est pas cassé ? »

Le « rouge » dirait : « C'est bon, ma voiture n'a rien. C'est incroyable, vous le faites exprès ! Juste quand je suis pressé ! Allez, relevez-vous ! Vous n'avez rien, non ? Circulez, je n'ai pas le temps. »

Le « bleu » dirait : « Les trottoirs, c'est fait pour les piétons. Il faut utiliser les clous pour traverser, et seulement lorsque le bonhomme est vert. Vous ne lisez pas les panneaux ? »

Le « vert » dirait : « Je suis confus, comment vous sentez-vous ? Voulez-vous que j'appelle de l'aide, une ambulance ? Ou je peux vous déposer quelque part, peut-être ? »

EXERCICE

Rendez-vous sur le blog de Monsieur NoStress (www.monsieurnostress.com) et faites le test : « Connaissez-vous la couleur de votre aura ? »

■ La technique du thème inversé

En résolution de problème, l'une des techniques de créativité qui m'a le plus amusé est celle de l'inversion. Il s'agit, pour résoudre un problème, de l'exagérer tout en le prenant à revers. C'est ce qu'ont fait les personnes chargées, à la SNCF, de la création de la carte de fidélisation Grand Voyageur. Au lieu de se demander comment fidéliser les voyageurs, ils se sont interrogés sur les moyens de les faire fuir à tout prix. L'imagination des participants est alors devenue débordante : « Pratiquer des prix plus élevés », « Leur interdire de manger dans le wagon », « Les obliger à voyager dans le train qu'ils ont réservé », « Leur faire payer plein pot quand ils changent leurs horaires », « Les entasser sur le quai avant l'embarquement »... Il a ensuite suffi de reprendre ces propositions extrêmes et d'opter pour leur application contraire pour permettre à ces voyageurs d'accéder aux conditions de souplesse horaire, aux *miles* et même à des salons privés, au service de restauration ou de réservation de taxi, qui agrémentent bien mes nombreux voyages ferroviaires.

QUE RETENIR
DE TOUT CELA ?

- Mémoriser ses propres textes ou de bons mots d'auteur.

- Apprendre à choisir le moment de les placer.

- Se lancer en jetant son sac par-dessus le mur et en se faisant confiance à 1 000 %.

- $E = MC^2$, soit Énergie = Motivation + Confiance + Calme

- Persévérer, recommencer.

- Se synchroniser.

- Se libérer du regard des autres.

- Pratiquer en s'amusant.

CHAPITRE 5

RECUEIL DE RÉPLIQUES CLÉS

À vous de jouer ! Vous savez maintenant qu'avoir le sens de la réplique, cela se travaille, et qu'il s'agit aussi d'un exercice de mémoire. N'hésitez pas à faire vos courses dans ce recueil pour, ensuite, bien placer vos piques ou vos fleurs.

POUR COMBATTRE — MODE GUERRIER

■ *Light*

- Je ne peux pas te laisser dire ça.

- Ça y est ! On touche le fond, là.

- Tu t'es pris un vent !

- Comment une personne vulgaire peut-elle rendre aussi facilement d'autres personnes vulgaires ?

- Attention, il y a des vedettes, là ! (Après une blague ou une question bête.)

- Il a une bonne tête de champion.

- Si c'est long ? Ce n'est pas long, ne t'inquiète pas. Ça ne va pas faire mal.

- Tu recommences, mais cette fois tu ajoutes des verbes dans tes phrases.

- On me dit qu'il faut que tu remettes tes dents, parce qu'on ne comprend pas tout.

- Ça te fait quoi de voir E.T. en vrai ?

- D'où te vient ce sens de la fête ? (Face à un discours peu éloquent, ou avec quelqu'un de peu enjoué et lent.)

- Je trouve qu'elle est vachement longue pour une histoire courte.

- Je n'ai pas écrit ce (livre/projet/œuvre) pour avoir ton avis. D'ailleurs, je ne me rappelle pas te l'avoir demandé.

- Heureusement que tu nous avais dit que tu serais bref.
- T'as bien fait de la prendre verte. (À un ami qui porte une chemise verte criarde.)
- Et tu as le droit de donner ton avis, d'ailleurs tout le monde a un avis. La preuve, c'est qu'il y en a même des mauvais.

■ Médium

- Tu as couché avec un ours ? (À un homme torse nu qui a une certaine pilosité.)
- Bon, pour la lobotomie de Charles, on passe au vote ! Allez, ceux qui sont « pour » lèvent la main.
- À un ami qui s'arrête pour parler à un bébé ou à un enfant : « Arrête, tu vas lui faire peur. »
- Vous avez eu un prix de gros ? (À deux personnes qui portent les mêmes vêtements.)
- On parlera de ta vie après. (À quelqu'un qui évoque une situation ou un problème dans un groupe.)
- Quand on mesure 1,30 mètre, on a la colère discrète, monsieur. (À un petit.)
- Tu as raison, sois fainéant, tu vivras content. (À un collègue qui n'a pas envie de prendre une mission.)
- Vous êtes sœurs (ou frères) ? Non parce que, c'est marrant, vous avez ce même air... bête. (À deux personnes qui se ressemblent ou non, mais qui sont ensemble.)
- Parce que tu n'as pas vraiment le génie de la formule et que je sombre, doucement mais sûrement, vers l'ennui.
- Tu es capable du meilleur comme du pire. Mais c'est dans le meilleur que tu es le pire.

- Non, je t'assure, ton rire n'est pas vulgaire. (À une fille qui rigole fort.)

- C'est parce que la lumière se déplace plus vite que le son que bien des cons ont, au premier abord, l'air lumineux.

■ *Spicy*[1]

Voici des répliques qui touchent aux vêtements, aux cheveux, au corps, au sexe, à l'actualité. Idéal pour se faire virer d'un dîner.

- Les avis, c'est comme les trous du cul : tout le monde en a un.

- *« Enfin te voilà arrivée, là, en tête de gondole, tête de Turc, et, pour beaucoup, tête à claques. »* (Nicolas Bedos parlant de Marine Le Pen.)

- Sinon, tu l'as pécho ? Tu l'as embrassée ? (À quelqu'un qui vous parle d'une fille/femme de façon négative.)

- *« Le cheveu rare, ça donne l'air intellectuel, à défaut d'être intelligent. »* Anne Roumanoff

- Et quand on a de très grosses couilles, on fait comment ? (Pendant une explication technique.)

- « Alors, tu t'es pris un bide ? » ou « Alors, la cantine est bonne ? » en lui pinçant la joue (À une personne qui est grosse ou qui a un gros ventre.)

- Je n'aime pas travailler avec toi quand tu as tes règles.

- Et on voit tes pieds sur ta photo d'identité ?

- *« Ta mère fit un pet foireux et tu naquis de sa colique. »* (Guillaume Apollinaire à un prince perse.)

---

1. Traduction : épicé, relevé, piquant.

- *« Et je me torche le cul avec tes livres. »* (Luther à Érasme.)
- Ce livre ? Oui, je l'ai lu d'un derrière discret.

◼ Exemples de tir aux pigeons

À adapter à vos connaissances.

De Yann Moix :

- *« François Hollande : un futur chômeur.*
- *Nicolas Sarkozy : un de Funès qui ne jouerait que dans les gendarmes.*
- *Arnaud Montebourg : tant d'arrivisme pour si peu d'arrivage.*
- *BHL : un poète libyen.*
- *Arielle Dombasle : avec Arielle, les chemises de BHL sont plus blanches.*
- *Stéphane Guillon : le salaire de l'aigreur.*
- *Éric Zemmour : le Gargamel du Figaro.*
- *Alexandra Sublet : une laitue qui regarde sa feuille.*
- *Sophia Aram : une ambulance qu'on a envie de tirer.*
- *Nabilla : une téléphoniste arabe.*
- *Marseille : on n'enverra pas l'armée sans l'appui d'Obama. »*

De Nicolas Bedos :

- *« Quand je marche dans la merde, je trempe la semelle souillée dans une flaque et je la gratte contre le bitume... Ou, au pire, je grimpe chez moi pour la laver à l'eau chaude. Avec François C., c'est plus compliqué. (En parlant d'un homme politique.) »*

POUR S'AMUSER – MODE JOUEUR

- Tu veux frôler la perfection ? Reste à côté de moi.

- Je tiens à prévenir toutes les personnes qui sont à cette table que la conversation de Patrick peut provoquer une certaine somnolence.

- Et je mets un *« like »*.

- « Je suis super fatigué ! — Comment ça se fait ? — Ben, c'est comme fatigué, mais avec une cape. »

- « Sur ce projet, on risque de se prendre quelques tomates... — Oui, mais si elles sont bio ? »

- Vous me jugez gauche, mademoiselle, mais comprenez qu'en ce moment même se combattent en moi le respect que je vous dois et le désir que vous m'inspirez.

- « Mais va te faire voir ! » (Sur un ton joueur.) « Toi-même, tu ne m'es pas indifférent(e)... »

- C'est ce que dit la prophétie. (À la fin d'une démonstration chiante.)

- Et avec ça, je te commande des frites ?

- « Je m'appelle SK, et j'ai une carrière, moi, moooonsieur. » « Vous voulez dire Monseigneur ? »

- Quand on a mon âge, on est inquiet.

- Ce que je fais dans la vie ? Je survis.

- Ce que je fais dans la vie ? Je faiblis.

- Je te trouve dandy dans ton attitude, mais quand je te vois avec ces vêtements je me pose encore la question du choix des couleurs.

- Si j'étais d'accord avec toi, on aurait tous les deux tort.

POUR RECADRER/CONSTRUIRE

- Je ne me reconnais pas dans ce message.

- Je ne suis pas insensible à vos propos...

- ... Néanmoins, je suis dans une situation qui ne me permet pas de vous dire « oui ».

- ... Mais j'ai un niveau de vie qui ne me permet pas d'envisager sérieusement cette dépense.

- ... Mais je suis moi-même dans une relation...

- Je reconnais que tu es quelqu'un de brillant et je te propose de réfléchir à ma proposition dont l'intérêt mutuel ne pourra t'échapper.

- J'entends votre point de vue sur... (Reformulation.) Cependant, je ne suis pas d'accord avec cette caricature qui résume faussement un problème aussi grave (/complexe).

- C'est quoi, pour toi, un casse-pieds ? Pour moi, c'est une personne qui contribue activement à mon déplaisir.

POUR SURPRENDRE – MODE SÉDUCTION

- Je ne me tape pas des grands-pères (grands-mères).

- Mais ne t'inquiète pas, tu l'auras ta fessée.

- Je sors à peine d'une bléno, je ne voudrais pas contracter le sida tout de suite.

- Il y a des femmes qui se sont données à moi pour bien moins que ça.

- Je trouve que tu es d'une beauté saisissante et j'aimerais bien t'attraper.
- Mais je ne te propose pas le mariage.
- Je suis un piège à filles, un distributeur de douceur.
- Je te trouve belle comme un tableau de Mozart.
- Tu reviendras me voir quand tu auras des poils...
- « Comment prends-tu ton café ? » Attendre la réponse... Quelle fréquence, où, à quel moment ? puis dire à la personne : « Parce que quand tu parles du café, pour moi c'est une allégorie du sexe. »

CLASSIQUE, COURT ET TOUJOURS EFFICACE

- Ou pas.
- Si tu le dis.
- T'as pas mieux ?
- Qui parle ?
- T'as raison.
- Préviens-moi quand je dois rire.
- Je sais toujours quand tu mens : tes lèvres bougent.
- On n'est pas obligé de te croire.
- T'es con ou tu t'entraînes ?
- Tu sers à rien.
- T'es né comme ça ou tu le fais exprès ?
- T'en as jamais marre de toi ?

- On t'a bercé(e) trop près du mur.

- Oui, tu as raison de penser ça, continue. Mais moi je pense que...

- J'entends que tu fais du bruit avec ta bouche, mais c'est pour dire quoi ?

- Moi aussi je t'aime.

- Tu ne vas pas me faire chier deux heures là-dessus, viens-en au fait...

THÈMES QUI ONT INSPIRÉ DES AUTEURS

▨ Le travail

- À : « Je fais ton boulot », répondre : « C'est le début de l'autonomie. »

- *« Le travail est l'opium du peuple et je ne veux pas mourir drogué. »* Boris Vian

- *« L'homme n'est pas fait pour travailler. La preuve, c'est que ça le fatigue. »* Voltaire

- *« Il ne faut jamais remettre au lendemain ce que l'on peut faire faire le jour même par un autre. »* Pierre Dac

- *« L'homme exploite l'homme, et parfois c'est le contraire. »* Woody Allen

- *« Travailler dur n'a jamais tué personne. Mais pourquoi prendre le risque ? »* Edgar Bergen

- *« Dans l'administration, on ne doit pas dormir au bureau le matin, sinon on ne sait plus quoi faire l'après-midi. »* Coluche

- *« J'ai quelques difficultés à trouver ma place dans cette réunion. J'en vois une moitié qui sont bons à rien et une autre moitié qui sont prêts à tout. »* Coluche

- Question à Albert Einstein, au terme d'une conférence donnée à Washington : « Quelle est la différence entre la théorie et la pratique ? » Voici sa réponse : *« La théorie, c'est quand on sait tout et que rien ne fonctionne. La pratique, c'est quand tout fonctionne et que personne ne sait pourquoi. Mais ici, nous avons réuni théorie et pratique : rien ne fonctionne et personne ne sait pourquoi ! »*

- *« La différence entre l'intention et l'action, c'est l'action ! »* Bruno Adler

■ L'argent

- *« L'argent ne fait pas le bonheur... de ceux qui n'en ont pas. »* Boris Vian

- *« Monsieur Esnault, si la connerie n'est pas remboursée par les assurances sociales, vous finirez sur la paille. »* Antoine Blondin

- *« Les gens désintéressés, c'est toujours hors de prix. »* Jean Anouilh

■ Les bêtises, l'intelligence

- Heureusement pour toi les imbéciles sont heureux.

- *« Quand on fera danser les couillons, tu ne seras pas à l'orchestre. »* Marcel Pagnol

- *« Vous me feriez grand plaisir de sortir à reculons. — Pourquoi ? — Parce que si vous êtes de dos, je ne pourrai pas m'empêcher de vous botter le derrière. »* Marcel Pagnol

- *« Le rire est une chose sérieuse avec laquelle il ne faut pas plaisanter. »* Raymond Devos

- *« Quand on mettra les cons sur orbite, t'as pas fini de tourner. »* Michel Audiard

- *« Je ne parle pas aux cons, ça les instruit. »* Michel Audiard

- *« Les imbéciles grandissent sans qu'on les arrose. »* Thomas Fuller

- *« Quand le sage montre la lune, l'imbécile regarde le doigt. »* Confucius

- *« Dans la vie, pour réussir, il faut avoir des couilles au cul. Et de préférence les siennes. »* Louis Jouvet

- *« Il vaut mieux se taire et passer pour un con, plutôt que de parler et de ne laisser aucun doute sur le sujet. »* Pierre Desproges

- *« Si quelqu'un vous dit : "Je me tue à vous le répéter", laissez-le mourir. »* Philippe Bouvard

- *« C'est déjà trop triste de n'avoir rien à dire. Si en plus il fallait se taire ! »* Philippe Bouvard

- *« De tous ceux qui n'ont rien à dire, les plus agréables sont ceux qui se taisent. »* Coluche

- *« Si tous les cons pouvaient se donner la main et lâcher la mienne. »* Coluche

- *« Idiot cherche village. »* Pierre Dac

- *« Ce sont toujours les cons qui l'emportent. Question de surnombre. »* Frédéric Dard

- « *Imbéciles : ceux qui ne pensent pas comme nous.* » Gustave Flaubert

- « *Un intellectuel assis va moins loin qu'un con qui marche.* » Michel Audiard

- « *Je vous offrirais bien un parachute, si j'étais sûr qu'il ne s'ouvre pas.* » Groucho Marx

- « *L'intelligence, c'est comme les parachutes. Quand on n'en a pas, on s'écrase.* » Pierre Desproges

- « *On n'a jamais employé tant d'esprit à vouloir nous rendre bêtes.* » Voltaire parlant de Jean-Jacques Rousseau

- « *Je n'injurie personne, monsieur, je diagnostique.* » Amélie Nothomb

■ Le couple

- Séduire, mais avec quoi ?

- « *Boire ou séduire, il faut choisir.* » José Artur

- « *Pour pouvoir divorcer de ma femme, j'avais besoin de la rencontrer.* » Stéphane Krief

- « *Si vous étiez mon mari, monsieur, je vous servirais une tasse de thé empoisonnée. Si vous étiez ma femme, madame, je la boirais.* » Winston Churchill

- « *Il n'y a pas de femmes frigides. Il n'y a que de mauvaises langues.* » Coluche

- « *La bigamie, c'est quand on a deux femmes ; et la monotonie, c'est quand on n'en a qu'une.* » Coluche

▣ L'autodérision

- *« Je suis aveugle, mais on trouve toujours plus malheureux que soi. J'aurais pu être noir. »* Ray Charles

▣ Le physique

- *« Je plains les gens petits. Ils sont les derniers à savoir quand il pleut. »* Peter Ustinov

- *« Si tu étais belle, je me serais déjà lassé. Tandis que là, je ne me suis toujours pas habitué. »* Raymond Devos

- *« Tous les égouts sont dans la nature. »* Coluche

- *« Je n'oublie jamais un visage, mais je ferai une exception dans votre cas. »* Groucho Marx

▣ Le temps

- *« Notre temps est précieux. Perdons plutôt le vôtre. »* Boris Vian

- *« Asseyez-vous, j'ai tout votre temps. »* Pierre Daninos

- Tu me fais penser à mon père… sur la fin de sa vie. (À quelqu'un de plus âgé qui s'impose.)

LEXIQUE DES PRINCIPALES FIGURES DE STYLE

LES FIGURES D'INSISTANCE

L'hyperbole grossit la réalité évoquée pour la rendre plus impressionnante.

« — T'es pas un peu ouf ?

— Moi, mais je suis un grand malade ! »

Le pléonasme fait se répéter des termes de manière superflue, de façon à dire deux fois la même chose.

« C'est l'histoire d'une blonde un peu bête... »

La logorrhée est une pulsion irrépressible de la parole. Elle recouvre un fort besoin de parler, souvent de façon incohérente, généralement avec un débit rapide et continu.

« Nan, mais attends, après faut que je te raconte, il a dit, puis après je lui ai répondu, ça me fait penser à cette histoire, c'était trop drôle... Attends, faut que je te dise, puis ensuite... »

L'oxymore est une efficace association des contraires.

Gérard de Nerval : *« Le soleil noir de la mélancolie. »*

Jacques Séguéla : *« La force tranquille. »*

LES FIGURES D'ANALOGIE

La comparaison rapproche deux éléments en employant un comparant et un comparatif.

Marcel Proust : *« Le monocle du général, resté entre ses paupières, comme un éclat d'obus dans sa figure vulgaire. »*

La digression : commentaires ou parenthèses à l'intérieur même du récit.

« Que voulais-je vous raconter ? »

« J'en étais où, déjà ? »

SOURCES À CONSULTER

Pierre Arditi, *Les Répliques les plus drôles du théâtre*, Livre de Poche, 2010.

Philippe Lombard, *Répliques de films... à l'usage du quotidien*, Édition L'Express, 2013.

Insultes et reparties, collectif, Larousse, 2013.

Florence Servan-Schreiber, *3 Kifs par jour*, Marabout, 2011.

Laurent Baffie, *Le Dictionnaire*, Kero, 2013.

Cicéron rédige sur ce sujet de nombreux ouvrages, didactiques ou théoriques, et même historiques. Parmi ceux-ci : *Dialogi tres de Oratore (Les Trois Dialogues sur l'orateur)*, *Orator ad Brutum (Sur l'orateur)*, *Brutus sive dialogus de claris oratoribus (Brutus ou dialogue sur les orateurs illustres)*.

Patrice Leconte, *Ridicule*, Polygram film distribution, 1996.

Stéphane Krief, *Fake Life*, court métrage, Soyafilms, 2011.

http://www.journaldunet.com/management/efficacite-personnelle/citations-pour-discours/.

La conférence Berryer : http://www.laconference.net/la-berryer/berryer-2013.html.

TABLE DES EXERCICES

REMERCIEMENTS

Remerciements communs

Nous tenons à remercier les personnes qui ont contribué à ce que ce livre vous soit proposé :

Stéphanie Brouard pour cette aventure littéraire nouvelle et ses éclairages présentés avec humour et douceur. Élodie Bourdon, notre éditrice, pour sa confiance et sa patience. L'équipe d'Eyrolles qui œuvre à faire connaître nos propos, et notamment Sabine Jacquier qui s'est investie pour nous permettre de nous exprimer dans les médias, mais également Julie Bouillet qui a courageusement corrigé nos écrits en y apportant la fluidité indispensable. Gabriel Issartel pour nous avoir immortalisés sur la jaquette. Et nous te remercions, lecteur à qui nous destinons ce livre, de donner vie à notre travail.

Remerciement de Stéphane

Il est particulièrement agréable de remercier toutes les personnes qui m'ont entouré pendant ce projet. Je remercie Bruno Adler pour sa présence, son éclairage, cette confiance partagée pendant ces vingt-cinq ans. Mon mentor. Ces remerciements s'adressent ensuite, à travers notre lien inconditionnel, à mon entourage proche. Marlène, ma maman, Henri, mon papa, mes sœurs Virginie et Annaël. Mon épouse Nathalie Cohen Krief pour sa patience, sa joie de vivre et sa générosité spontanée. Mes enfants Raphaël et Elsa Krief pour leur inventivité, leur humour, leur esprit critique et leur soutien. Je remercie aussi chaleureusement mon grand-père Simon Barouk, ma grand-mère Anna Barouk, fort inspirante en repartie, mes oncles, mes tantes, cousins et cousines qui contribuent à cette dense et précieuse vibrance familiale depuis toujours.

Puis je remercie ceux qui ont contribué à ce livre de près ou de loin, voire indirectement :

C'est avec un grand honneur que je remercie Alexandre Louschik, qui m'inspire chaque jour, pour sa connaissance et son partage. Patrick Farouze pour les kiffeurs tunisiens. Baffie pour les titis parisiens. Gad pour sa facilité de *showman*. Coluche pour son humour avec humanité. Patrick Timsit pour ses shows inspirants. Yaël Dehaese pour le partage. Emmanuel Guez pour son audace et sa pugnacité. Ma gratitude va aussi à mes partenaires de théâtre pour les émotions échangées, ainsi qu'aux différents professeurs d'art dramatique qui contribuent à une éducation formidable des jeunes et des moins jeunes. Je bénis le Flb posse, ma seconde famille. Et, pour finir, je remercie le peuple thaïlandais pour le sourire et l'humour qu'il cultive. Et surtout, je dis merci la vie !

Remerciements de Bruno

Je tiens particulièrement à remercier Stéphane Krief, complice depuis un quart de siècle, pour son enthousiasme, sa créativité et sa chaleureuse amitié.

Mon proche entourage qui m'a chaleureusement soutenu :

Corinne Geissler Adler, ma femme, qui sait mobiliser mon énergie dans chacune de mes entreprises et m'accompagne si merveilleusement et justement dans ma belle nouvelle vie. Manon, Maximilien et Romain Adler, mes chers enfants, et

Miléna, Sarah et Noa, mes adorables belles-filles, pour leur chaleureuse présence et pour tous ces moments de gentilles batailles de mots que nous nous plaisons à partager avec leurs amis. Noèle Issartel, ma mère, pour son inconditionnel soutien et la confiance qu'elle m'insuffle depuis plus de cinquante ans. François-Michel Adler pour ses fraternels conseils et son soutien à chacune de mes orientations. Mes amis pour leur présence et leur contribution à mon évolution.

Et aussi Jacques Séguéla pour son accueil et ses conseils avisés. Mes collègues de FuturSkill et de ManpowerGroup, les stagiaires, clients et confrères pour leurs partages joyeux sur le sujet de ce livre et leur appui sur le précédent. Arnaud Tonnelé, ami confrère, pour ses conseils et ses encouragements.

QUELQUES MOTS SUR LA DIRECTRICE DE COLLECTION

Avec quinze années d'expérience au sein de différents cabinets de conseil et formation Stéphanie Brouard accompagne les managers et leurs équipes à prendre conscience de leurs talents pour relever les défis en toute sérénité et avec plaisir. Elle est spécialisée en ingénierie pédagogique, toujours à la recherche d'approches et de solutions innovantes avec deux idées forces : l'efficacité et le bien-être.

Elle dirige la collection « Et si » et a également dirigé et co-écrit *Manager au quotidien* et *Les outils du développement personnel pour manager* aux Éditions Eyrolles.

> **Le blog de la collection est consultable au lien suivant :**
> https://etsimodedemploi.wordpress.com

Dans la même collection

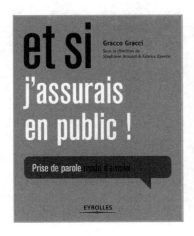

et si
j'assurais
en public !

Gracco Gracci
Sous la direction de
Stéphanie Brouard & Fabrice Daverio

Prise de parole mode d'emploi

EYROLLES

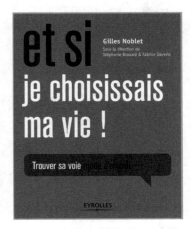

et si
je choisissais
ma vie !

Gilles Noblet
Sous la direction de
Stéphanie Brouard & Fabrice Daverio

Trouver sa voie mode d'emploi

EYROLLES

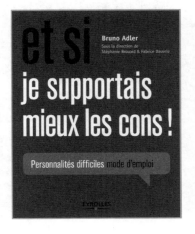

et si
je supportais
mieux les cons !

Bruno Adler
Sous la direction de
Stéphanie Brouard & Fabrice Daverio

Personnalités difficiles mode d'emploi

EYROLLES

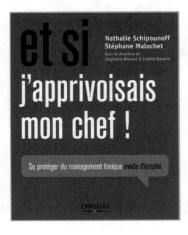

et si
j'apprivoisais
mon chef !

Nathalie Schipounoff
Stéphane Malochet
Sous la direction de
Stéphanie Brouard & Fabrice Daverio

Se protéger du management toxique mode d'emploi

EYROLLES

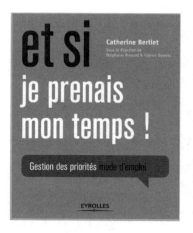

et si
Catherine Berliet
Sous la direction de
Stéphanie Brouard & Fabrice Daverio

**je prenais
mon temps !**

Gestion des priorités mode d'emploi

EYROLLES

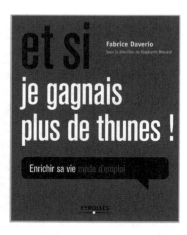

et si
Fabrice Daverio
Sous la direction de Stéphanie Brouard

**je gagnais
plus de thunes !**

Enrichir sa vie mode d'emploi

EYROLLES

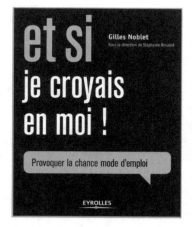

et si
Gilles Noblet
Sous la direction de Stéphanie Brouard

**je croyais
en moi !**

Provoquer la chance mode d'emploi

EYROLLES

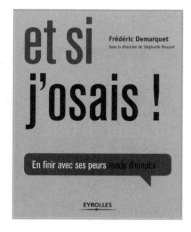

et si
Frédéric Demarquet
Sous la direction de Stéphanie Brouard

j'osais !

En finir avec ses peurs mode d'emploi

EYROLLES

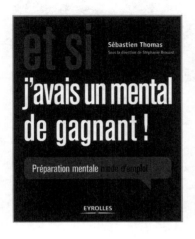

et si

Sébastien Thomas
Sous la direction de Stéphanie Brouard

**j'avais un mental
de gagnant !**

Préparation mentale mode d'emploi

EYROLLES

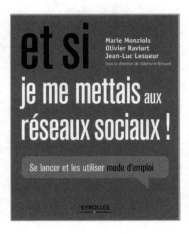

et si

Marie Monziols
Olivier Raviart
Jean-Luc Lesueur
Sous la direction de Stéphanie Brouard

**je me mettais aux
réseaux sociaux !**

Se lancer et les utiliser mode d'emploi

EYROLLES

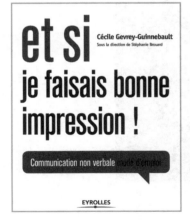

et si

Cécile Gevrey-Guinnebault
Sous la direction de Stéphanie Brouard

**je faisais bonne
impression !**

Communication non verbale mode d'emploi

EYROLLES

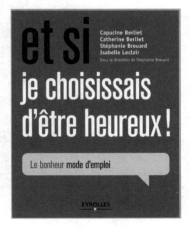

et si

Capucine Berliet
Catherine Berliet
Stéphanie Brouard
Isabelle Leclair
Sous la direction de Stéphanie Brouard

**je choisissais
d'être heureux !**

Le bonheur mode d'emploi

EYROLLES

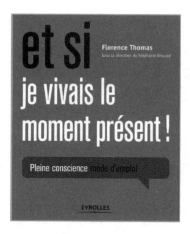

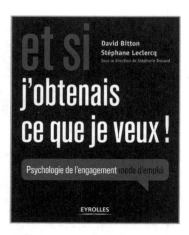

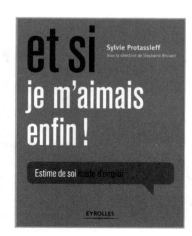

Mise en pages : STDI

Dépôt légal : janvier 2016 - IMPRIMÉ EN FRANCE - Imprimeur n° 13407
Achevé d'imprimer le 5 janvier 2016 sur les presses de l'imprimerie *La Source d'Or* - 63039 Clermont-Ferrand

Dans le cadre de sa politique de développement durable, La Source d'Or a été référencée IMPRIM'VERT®
par son organisme consulaire de tutelle. Cet ouvrage est imprimé - pour l'intérieur - sur papier offset 80 g
provenant de la gestion durable des forêts, des papeteries Arctic Paper dont les usines ont obtenu
les certifications environnementales ISO 14001 et E.M.A.S.